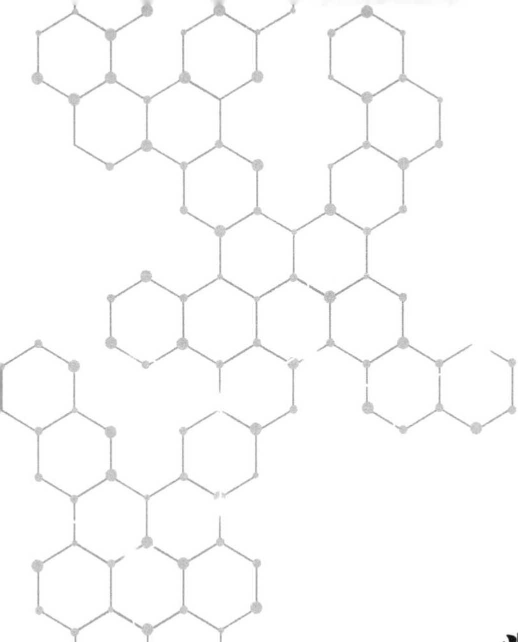

常见风湿免疫病

健康知识系列丛书

总　编◎马武开　姚血明　唐　芳

骨关节炎健康知识

主　编◎周　静　马武开　肖丽娜

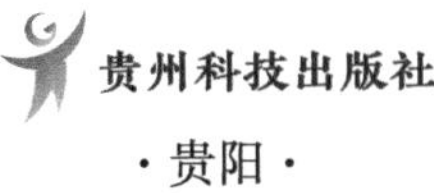

贵州科技出版社

·贵阳·

图书在版编目（CIP）数据

骨关节炎健康知识 / 周静, 马武开, 肖丽娜主编. -- 贵阳 : 贵州科技出版社, 2023.3（2024.11重印）

（常见风湿免疫病健康知识系列丛书 / 马武开, 姚血明, 唐芳总编）

ISBN 978-7-5532-1105-3

Ⅰ. ①骨… Ⅱ. ①周… ②马… ③肖… Ⅲ. ①关节炎—防治—基本知识 Ⅳ. ①R684.3

中国版本图书馆CIP数据核字(2022)第137545号

骨关节炎健康知识

GUGUANJIEYAN JIANKANG ZHISHI

出版发行	贵州科技出版社
地　　址	贵阳市观山湖区会展东路SOHO区A座（邮政编码：550081）
网　　址	https://www.gzstph.com
出 版 人	王立红
经　　销	全国各地新华书店
印　　刷	贵州新华印务有限责任公司
版　　次	2023年3月第1版
印　　次	2024年11月第2次
字　　数	109千字
印　　张	4.5
开　　本	889 mm × 1194 mm 1/32
书　　号	ISBN 978-7-5532-1105-3
定　　价	20.00元

常见风湿免疫病健康知识系列丛书

编 委 会

《骨关节炎健康知识》

编 委 会

主 编： 周 静 马武开 肖丽娜

副主编： 唐 芳 姚血明 刘 佳 黄 颖
张琼予 王春霞 安 阳 侯 雷
申海艳

编 委： 杨 柳 孙李萍 王 楠 周佳燕
余廷丽 雷 燕 张 丽 靳贞红
顾光照 陈晓行 陈声丽 陈柯帆
蒋 总 兰维娅 宁乔怡 韩 珊
王颜君 宋 鉴 刘正奇 钟 琴
曾 苹 陈昌明 曹跃朋 徐 晖
陆道敏 凌 益 刘 灿 王 莹
杨玉涛 黄 聪 王秋燚

编写单位： 贵州中医药大学第二附属医院
贵州省中西医结合学会风湿病分会

贵州中医药大学第二附属医院
风湿免疫科

贵州中医药大学第二附属医院风湿免疫科起步于2005年，填补了贵州省风湿免疫病专科的历史空白，是国家临床重点专科、国家中医优势专科、国家中西医协同“旗舰”科室、贵州省中医药重点学科、贵州省中医风湿免疫病临床研究中心，为贵州中医药大学中西医结合风湿免疫专业博士、硕士研究生培养基地，贵州省中西医结合学会风湿病分会主委单位，贵州省中医药学会风湿病分会主委单位，牵头成立了贵州省中西医结合风湿免疫病专科联盟。经过近20年的发展，风湿免疫团队已建设成为集临床、科研、教学为一体的科技创新人才团队，有医教研人员70余人，教授和副教授14人，博士生导师3人，硕士生导师14人，拥有国家级名老中医、青年岐黄学者、省管专家、省政府特殊津贴专家、省“百”“千”层次创新型人才等国家及省部级人才称号10余人，先后承担国家级课题25项、省部级课题40余项，获贵州省科技进步奖二等奖等奖项10余项，团队始终坚持中西医结合的优势，风湿免疫病的诊疗能力处于全国先进水平。

前 言

Preface

骨关节炎是一种严重危害人类健康的非感染性慢性退行性关节疾病，好发于中老年女性，临床特征以关节疼痛和活动受限为主，部分患者还伴发关节压痛、晨僵、肿胀等症状。其发生、发展与年龄、遗传、环境及个人体质等因素相关，但发病机制目前尚不明确。本病常侵犯膝、髋、手指、脊柱等部位的关节，尤以膝关节最为常见。

随着全球人口老龄化进程的加快，骨关节炎患病率逐年增高。据不完全统计，目前全球骨关节炎患病率约为 3%，我国骨关节炎患病率约为 8.1%，其中 40 岁左右人群患病率为 10% ~ 17%，60 岁以上人群患病率约为 50%，75 岁以上人群患病率约为 80%。本病起病隐匿，症状与其他风湿性疾病极为相似，故患病早期极难察觉，随着病情的进展患者会出现关节畸形，后期甚至丧失基本的劳动力和自我护理能力。因此，及早进行积极有效的诊疗对骨关节炎患者而言极为重要。目前，临床确诊骨关节炎首选 X 射线检查和磁共振成像；治疗包括基础治疗、药物治疗、修复治疗及重建治疗等，其中基础治疗包括预防保健和治疗康复两个方面。实践证实，有效控制骨关节炎须医患双方共同配合，即医师在为患者治疗的同时，患者须发挥主观能动性，了解一定的关节病理、生理等方面的医学知识，科学地保养关节，改善关节功能，延缓关节退行性改变。鉴于此，我们组织了风湿免疫科的相关专家编写了《骨关节炎健康知识》，以此为骨关节炎患者普及健康知识。

《骨关节炎健康知识》编委会

2022 年 6 月

目 录

Contents

第三章　骨关节炎的诊断与评估/31

第四章　骨关节炎的检查/45

第五章　中医对骨关节炎的认识/51

第八章　骨关节炎患者日常注意事项/109

第一章　骨关节炎概述

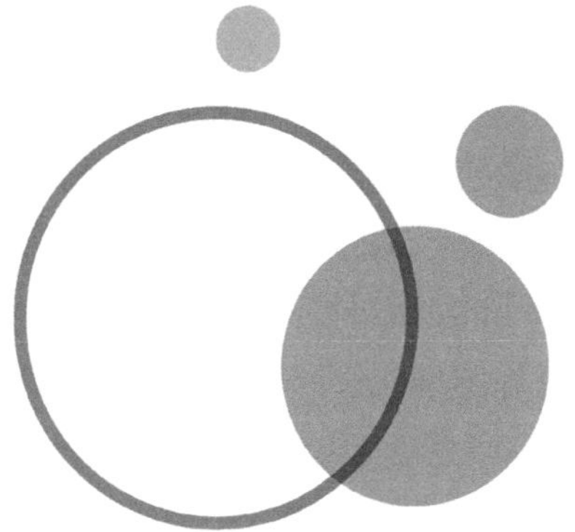

01　什么是骨关节炎

骨关节炎是以关节痛、压痛，关节肿胀、活动受限，有时伴有关节积液及不同程度的局部炎症，但没有全身症状为特点的关节病。骨关节炎包括由肥胖、劳损、创伤、关节先天性异常、关节畸形等诸多因素引起的关节软骨退化损伤、关节边缘和软骨下骨反应性增生，又称骨关节病、退行性关节炎、肥大性关节炎等。它是以慢性关节软骨变性和骨赘形成为特征的关节疾病，好发于负荷大的滑膜关节，且在全球范围内常见。骨关节炎是中老年人群中最常见的关节疾病，危害严重，被医学界称为“致残头号杀手”！

02　骨关节炎是如何发生的

首先是软骨退化，尽管过程缓慢，但是当关节软骨退化时骨关节炎就开始发生。早期，软骨面甚至滑膜出现炎症和肿胀，软骨营养成分丢失，进而出现裂缝和孔隙。随着疾病的进一步发展，软骨弹性变差，润滑度降低，更加容易因反复活动或外伤而受损。最后，大面积的软骨损坏，关节内骨面无软骨保护，骨细胞可能出现反应性增殖生长，在无软骨保护区域形成密集的骨板，在关节的边缘形成骨赘，新的软骨细胞会在此异常增殖生长。

03 膝骨关节炎是怎样形成的

膝关节运动频繁，营养又相对较差，所以在人体所有的关节中，膝关节劳损和运动损伤的发病率都排在首位。我们的膝关节只有 15 年左右的“好时光”，其余时间，都会出现由不同原因引起的不同类型的疼痛。人在 15 岁以前，膝关节处于发育阶段，青春期的生长痛多发生在膝关节附近。15 ~ 30 岁，膝关节处于“完美状态”，在不破坏相关组织的情况下，基本感受不到膝关节疼痛。30 ~ 40 岁，髌骨软骨产生了早期轻度磨损，会在脆弱期出现短暂的膝关节酸痛，持续几个星期到几个月，但酸痛轻微，有的甚至察觉不到。髌骨软骨是人体膝关节内一层 3 ~ 5 mm 厚的透明软骨，可以缓解膝关节缓冲运动时受到的冲击。但由于髌骨软骨没有神经分布，所以在全层磨损前只会在脆弱期拉响一次“预警信号”，在这段时期内要避免剧烈运动。40 ~ 50 岁，在走远路之后，膝关节内侧容易出现酸痛，用手轻揉之后会缓解。人体 60% 的体重都是由膝关节内侧支撑，因此内侧半月板的退行性改变发生也比较早。半月板上有神经分布，所以在退行性改变过程中可能感受到酸痛。这种现象提醒人们：该保养膝关节了。人在 50 岁之后，会感觉到膝关节处明显的疼痛，这是因为髌骨软骨的“使用寿命”已到，软骨全层磨损，关节炎已经产生。这时候应该节约使用膝关节，减少剧烈运动，尤其是避免上下楼梯和爬山，必要时可以使用拐杖来减轻膝关节承受的压力。

04　骨关节炎有什么症状

（1）疼痛。骨关节炎的常见症状为关节疼痛，初期疼痛轻微，并不严重，后面逐渐加重。

（2）僵硬。骨关节炎的另一种常见症状是关节僵硬，常出现在早晨起床时或白天关节长时间保持一定体位后。

（3）其他症状。受累关节还可出现关节肿胀、压痛，活动时有摩擦感或“咔嗒”声，病情严重者可能出现肌肉萎缩及关节畸形。

05　骨关节炎常发生在哪些部位

（1）膝关节：早期症状为上下楼梯时的膝关节疼痛，下楼时为甚，单侧或双侧交替疼痛，有时会出现关节肿大，严重者可能出现膝内翻畸形。膝骨关节炎为最常见的骨关节炎。

（2）髋关节：表现为臀外侧、腹股沟等部位疼痛，疼痛感可放射至膝部。

（3）手指关节：指间关节最常受累，尤其是远端指间关节。特征性改变为在指关节背面的内、外侧出现骨性增生而形成硬结节。

（4）脊柱：椎体、椎间盘、关节突关节的退行性病变引起颈、腰段椎体的病变，使局部出现疼痛、僵硬。少数严重者因椎体缘的唇样增生和骨赘压迫局部神经根、脊髓或局部血管，而出现各种放射性疼痛或神经系统症状。

（5）足：拇指的跖趾关节是足部骨关节炎最常见的病变部位，穿鞋太紧和反复外伤是其病因。症状为局部疼痛、骨性肥大和拇外翻。

06 导致骨关节炎的危险因素有哪些

骨关节炎的发生与多种因素有关，如外伤、过度使用关节、肥胖、遗传因素、性激素异常、骨质疏松、职业病、其他疾病（如糖尿病、高血压、高尿酸血症）等。女性的患病率高于男性。创伤是负重关节（如髋关节和膝关节）最常见的致病因素，例如一定强度的持续运动，半月板、前交叉韧带损伤后致关节不稳定，会增加膝关节发生骨关节炎的风险。

07 中国骨关节炎的最新流行病学特点

骨关节炎是一种严重影响患者生活质量的关节退行性疾病，以膝骨关节炎在临床上最常见。2017 年，中国骨关节炎患者已达 6120 万人，患者自觉关节不适的次数随年龄增长而上升。首次自觉关节不适集中在 40 ~ 54 岁；在 45 ~ 49 岁，自觉不适的人数开始出现明显上升。无论是患病率还是关节不适次数，女性均高于男性。从地域上看，西南、西北等地的患病率整体偏高。据统计，四川省的骨关节炎患病率在 3.9% 左右，成为我国骨关节炎患病率最高的省份。

08　骨关节炎的发病率为何逐年增高

随着生活条件的改善及医疗水平的提高，人们的寿命普遍延长。与此同时，在饮食无忧的年代里，人们的体重超标现象也极为普遍，体重超标增加了承重关节（如膝关节、髋关节、踝关节）的负荷，使骨关节炎的发病率逐渐增高。

09　骨关节炎与肥胖有没有关系

肥胖会加重关节面的负担，改变人体姿势、步态及运动模式，进而加速关节结构的磨损、老化；肥胖还可通过代谢方面的并发症间接影响关节。所以大多数肥胖者较容易发生膝、脊柱和足部关节的骨关节炎。

10　骨关节炎与年龄有没有关系

骨关节炎发病率与年龄的增长呈正相关。随着身体的衰老，膝关节的反复负重可刺激软骨发生炎性改变。另外，年老者的软骨中糖胺聚糖的含量减少，基质中丧失硫酸软骨素，关节韧性降低，容易受到伤害而产生退行性病变。骨关节炎在45岁以上女性中多见。

11 骨关节炎与职业有没有关系

人的关节如同机器的轴承，几十年运转下来，关节内的软骨经过长期的摩擦会发生不同程度的损伤。关节运动强度较大或过于劳累的职业会诱发骨关节炎。例如篮球运动员易患膝骨关节炎、踝关节炎，建筑工人易患髋关节炎和脊柱关节炎等。

12 骨关节炎与生活习惯有没有关系

每个人都有自己的生活习惯，有些人喜欢运动，有些人不爱运动，有些人喜欢甜食，有些人喜欢辛辣的食物。日常生活中常食肥甘厚腻的食物易导致肥胖，肥胖会加重关节面的负担；不良的坐姿、长期关节的负重运动均会导致关节软骨的受损，从而加重关节的炎症。因此，良好的生活习惯是远离骨关节炎的基础，要合理膳食，并根据自身情况选择合适的运动方式和运动量。

13 骨关节炎按病因如何分类

骨关节炎可根据其病因分为原发性骨关节炎和继发性骨关节炎。

（1）原发性骨关节炎。

原发性骨关节炎主要与解剖学异常及先天性因素有关。该病具有一定家族遗传性特征，可能属于单基因遗传疾病。同时，关节软骨发育异常或发生退行性病变而导致的骨关节炎病症，也可以列入原发性骨关节炎范围内。

（2）继发性骨关节炎。

继发性骨关节炎一般又分为以下 3 种。

损伤性骨关节炎：如果是因为局部骨关节受到外伤，比如之前接受关节囊切除术或类似外科手术时产生了创伤，就会导致关节软骨被破坏，关节结构也会发生改变，从而可能会因为受到感染而诱发骨关节炎。此种类型就可以定义为损伤性骨关节炎。损伤还包括撞击、摔伤及各种因素造成的外伤。

代谢性骨关节炎：部分患者骨关节炎发病主要与其机体代谢功能异常有关。如果存在甲状腺功能亢进、糖尿病，就会因为代谢功能障碍而导致软骨细胞异常，骨关节功能也会受到较大影响，可能发生炎性病变，严重时骨关节可直接变性坏死，此种类型即可定义为代谢性骨关节炎。

药物性骨关节炎：某些药物对骨关节损伤比较大。例如：在关节腔内长期大量注射肾上腺类固醇皮质激素或者烷化剂类药物时，可能会破坏关节软骨细胞和关节基质，使软骨营养供给发生异常，受损的关节将会诱发药物性骨关节炎。

14 骨关节炎会遗传吗

骨关节炎与基因遗传有一定的联系。有研究表明，30% 的手部骨关节炎和 65% 的膝部骨关节炎与遗传因素有关。父母与孩子之间或同胞兄弟姐妹之间骨关节炎的相关性远高于夫妻之间。也就是说，如果你的父母或兄弟姐妹中有人患有骨关节炎，那么你也是骨关节炎的高发人群。但这并不意味着家族中有骨关节炎患者，你就一定会患骨关节炎，只是患骨关节炎的概率会比一般人高一些。

15　为什么骨关节炎好发于膝关节

随着年龄增大，关节软骨变性，本身就容易发生磨损。关节负重越大，关节软骨磨损程度越严重，骨关节炎发生概率就越高，所以骨关节炎多发于负重关节。而人在行走时，膝关节所承受的重量是自身体重的 3 ~ 6 倍，在爬坡或上下楼梯时甚至要承受体重的 7 倍，所以骨关节炎好发于膝关节。

16　人老了都会长骨刺吗

人到一定年龄都会发生退行性病变。负重或活动频繁的颈、腰、髋、膝等关节，都易形成骨刺。长骨刺在中老年人中是普遍的生理现象，就像头发变稀疏、变白一样，不一定需要治疗；只有当出现关节疼痛、积液、肿胀、僵硬、活动障碍等骨关节炎症状时才需要治疗。

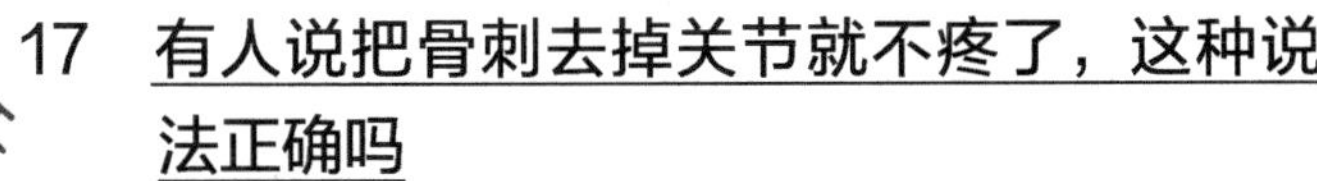

17　有人说把骨刺去掉关节就不疼了，这种说法正确吗

从专业的角度看，不是所有的骨刺都会引起疼痛，也不是所有的骨刺都需要“连根拔起”。以膝关节为例，这个部位极易生出骨刺，长骨刺堪称骨关节炎最常见的表现之一。目前除了施行关节置换术，还没有很好的办法把骨刺去掉，并且也没有去除的必要。只要按照医嘱，控制炎症，就能够减轻疼痛，改善关节功能，达到治疗的目的。

18　骨关节炎会找上年轻人吗

易导致年轻人患骨关节炎的因素主要有3个：一是运动少；二是不良的生活方式，如长期饮酒等；三是肥胖、关节损伤及长期伏案工作等。

19　骨关节炎会致残吗

骨关节炎一般不引起功能残废，有少数患者终身无症状；大多数患者症状局限于关节，为游走性关节疼痛；极少数患者因压迫神经或神经根，引起相应的肢体神经根痛或传导感觉异常。有神经症状者，多数经过休息或治疗可以恢复，仅个别遗留神经源性瘫痪。还有少数患者因椎动脉受压，可出现脑缺血症状。如处理及时、有效，这些症状可得到控制。个别骨关节炎患者也可出现关节局部破坏，而导致功能障碍和畸形。

20 患骨关节炎都会有关节疼痛吗

骨关节炎大多数呈隐匿性、慢性发病，一半以上的患者在早期无任何症状。有些患者，其X射线片显示已有明显的骨质增生达10～20年却无疼痛不适；有的患者，其X射线片表现轻度增生或正常，而临床症状却很重。因此，临床症状与X射线片显示的病变并不完全一致。大多数无症状患者，可在某个诱因下突然发病，如劳累、激动、关节扭伤、撞伤、发热、受凉、冷风或冷水刺激等，造成一个或几个关节疼痛、压痛或肿胀。消除诱因，经过抗炎药物治疗或理疗，症状可以很快消失。

21 哪些人群容易患骨关节炎

骨关节炎常见于中老年人，而且随着年龄的增长，患病概率也会增加。但是骨关节炎还与患者体形、生理特点、工作或生活特点有密切关系。

（1）老年人患病率高，而且患病概率随着年龄增长而增加。

（2）女性比男性患病概率高，特别是绝经后的女性。

（3）肥胖者易患骨关节炎。

（4）西方人髋骨关节炎发病率高，而东方人膝骨关节炎发病率高。

（5）特殊职业人员，如矿工、重体力劳动者、长期野外工作的地质工作者、职业运动员、舞蹈演员等，因为关节的过度劳损而易患骨关节炎。

22　为什么南方人比北方人更容易患骨关节炎

首先，南北气候不同，南方气候潮湿、空气湿度大，更易影响骨关节，造成骨关节炎症；其次，南方沿海地区饮食较为清淡，老年人的蛋白质、钙质摄入往往较少，容易缺钙，造成骨质疏松，从而发生骨关节炎；最后，南方人爱吃海鲜也是一个重要因素，大多数海鲜嘌呤含量高，长期摄入或者过多摄入会造成高尿酸，从而容易引起痛风性关节炎。

23　骨关节炎会影响寿命吗

骨关节炎属于慢性疾病，虽然不影响吃喝，但患者患病后活动量大幅下降，严重者甚至不能下楼、出房间。人的活动量与心肺功能密切相关。活动量越大，心肺功能越好；活动量过小则会使腿部肌肉变细，全身机能下降，从而导致寿命缩短。

24 骨关节炎会传染吗

骨关节炎是不会传染给别人的，患者可以放心和自己家里人相处。患者如发现身体不适，要及时去医院做检查，预防病变的出现。

第二章　骨关节炎的临床表现

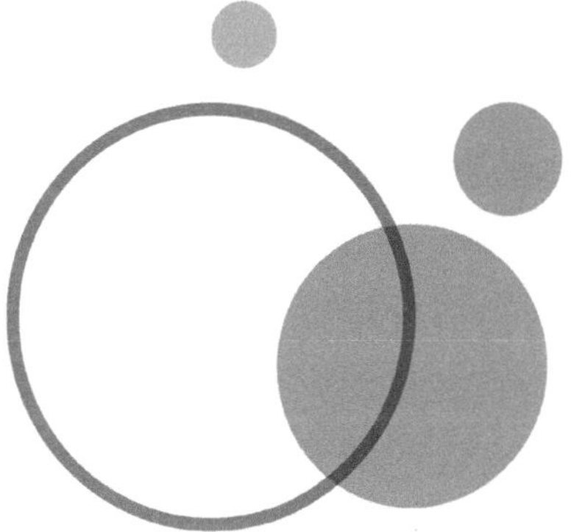

01 骨关节炎常见的临床症状有哪些

骨关节炎常因累及的关节部位不同而出现多种临床表现。共同的临床表现：受影响关节疼痛及压痛，疼痛的特点为活动后加重，休息后可缓解，晨僵时间较短，可伴有关节肿胀，若有神经及血管受压则可出现肢体麻木无力、头晕、坐骨神经痛等。受累关节局部可出现骨性膨大，关节活动时可有骨擦音或骨擦感，严重时出现关节活动受限及畸形。

02 骨关节炎为何会出现关节膨大

人体能够自如活动，离不开关节的功能结构。关节是指骨与骨的间接连接，由关节软骨、韧带、关节囊、滑膜等组成。其中关节软骨对保护骨质、避免磨损、保障关节功能有着非常重要的意义，可以说关节的活动实际就是关节软骨之间的相互运动。关节软骨中有 65% ~ 80% 是水，其他包括糖蛋白、胶原蛋白、软骨细胞等。这些成分分别为软骨提供了营养及保护功能。所有的成分都必须完整且比例适当，才能保证软骨的负荷能力。如果胶原蛋白变少，则会使网套连接松弛，导致关节在受力时容易变形而加速磨损；如果糖蛋白的内含物减少，则会使其弹性降低，导致关节容易磨损。当关节表面的软骨失去弹性时，软骨下方的骨质受力将会增加，从而造成关节磨损加速、变薄，导致关节软骨变性，形成骨质增生，致使骨硬化、变形等，从而导致关节畸形、膨大，失去正常功能。

03 骨关节炎为什么会出现关节弹响

膝关节作为人体最主要的承重关节，是连接大腿骨骼和小腿骨骼的“活动轴”，同时还是“减震板”，用来缓冲顺着骨骼传来的压力和冲击力。关节腔的空隙充满着液体，使关节能顺畅润滑地工作。患有骨关节炎时，会出现局部韧带钙化、关节软骨损伤、关节腔隙狭窄等，致使在做下蹲等动作时，膝关节出现弹响，同时多伴有关节疼痛。骨关节炎发展到后期，由于关节软骨退化、剥落，软骨下的骨质暴露，当关节活动时，两端软骨下裸露的骨头互相触碰就会发出摩擦音。

04 骨关节炎急性发作期临床表现有哪些

（1）疼痛。疼痛是该病的主要症状，也是导致功能障碍的主要原因。特点为隐匿发作、持续钝痛，多发生于活动以后，休息可以缓解。随着病情进展，关节活动会因疼痛而受限，甚至休息时也会发生疼痛。因关节周围肌肉受损，对关节的保护功能降低，患者在睡眠时不能和清醒时一样限制引起疼痛的活动，可能疼醒。骨关节炎开始时多为轻度至中度的间歇性钝痛，疼痛多在活动时发生，休息后可以缓解，如膝骨关节炎患者的疼痛多在负重或上下楼时显现，而手骨关节炎患者的疼痛多随手的活动过多而发生。骨关节炎疼痛发展缓慢，严重时疼痛呈持续性，甚至出现撕裂样或针刺样疼痛，休息后也不能缓解，且常有夜间痛醒的情况。夜间痛是炎性阶段最明显的特点。

（2）晨僵和黏着感。患者仅在晨起或久坐后感觉关节活动不灵便，稍微活动后即可缓解，这种现象被称作“晨僵”。晨僵一般持续数分钟，极少超过 30 分钟。晨僵提示存在滑膜炎。黏着感指关节静止一段时间后，开始活动时感到僵硬，稍稍活动后即可缓解。

（3）关节肿胀。由于关节软骨的变性、坏死导致关节炎性反应，关节腔内产生积液，引起关节肿胀疼痛，出现握拳不紧、下蹲困难、戒指脱不下、手表戴不上、脚穿不进鞋等情况。

（4）功能障碍。随着病情进展，可出现关节挛缩、不稳定，负重时疼痛加重等。出现关节表面吻合性差、肌肉痉挛和收缩、关节囊收缩及骨刺等会引起机械性闭锁，导致关节功能障碍。

05　骨关节炎、关节疼痛好发于哪些部位

人的关节早期变化在 20 ~ 30 岁就已开始，40 ~ 50 岁开始出现症状。膝关节、髋关节、手关节、踝关节作为人体的承重及劳作关节，最容易发生骨关节炎。典型症状是早期关节轻微疼痛，有僵硬不适感，有时伴有关节肿胀，逐渐出现坐位起身和迈步初期疼痛，行走数百米后症状逐渐缓解，步行过久或上下楼时会出现疼痛，下蹲起身困难。膝关节作为最大的承重关节，往往最先出现关节疼痛。

06 引起骨关节炎疼痛的原因有哪些

首先，如果关节软骨损伤没有得到较好修复，会引发软骨剥脱，使软骨下骨裸露，导致骨与骨之间摩擦产生疼痛，这是引起关节疼痛最主要的原因；其次，反复的创伤导致软骨下骨微骨折，引起骨吸收，也会产生疼痛；再次，关节表面有一层滑膜，滑膜表面有丰富的神经，而骨关节炎会导致滑膜周围产生大量骨赘，骨赘反复刺激摩擦滑膜会引发疼痛；最后，滑膜受到骨赘刺激后产生炎性反应，关节内会产生大量积液，引起关节内压力增高，导致关节疼痛。

07 骨关节炎不积极治疗会有哪些后果

（1）疼痛：持续钝痛，休息后仍不缓解，影响生活及睡眠。

（2）活动受限：骨关节炎会导致关节酸痛、僵硬，下蹲起身困难，不能提重物，运动、受凉后及阴雨天气时加重。

（3）关节畸形：在关节病变的中晚期，由于长期的病变使关节的骨质、力线、关节间隙及周围的软组织发生了结构性改变，膝关节会出现屈曲挛缩、内外翻畸形、关节半脱位等。此时膝关节已部分或基本丧失了活动功能，且关节畸形会直接影响外观和步态。

（4）可诱发其他并发症：如脊椎侧弯、关节变形、胸椎弯曲、颈椎变形，严重者还会影响心脏功能、肠道功能，并发心脑血管病及高血压等多种病症。

08　骨关节炎患者为什么遇寒关节疼痛会加重

“关节好疼呀，估计要下雨了。”得了骨关节炎，关节会对外界温度、湿度等更加敏感，这也是骨关节炎患者对天气变化的判断很准的原因。及时有效的关节保暖是保护关节的有效措施。相关研究证实，骨关节炎患者膝关节疼痛的程度分别与环境温度和气压的变化有关。从中医学角度分析，肾主骨，肝主筋。骨关节炎患者由于体能下降，经血不足，肝肾亏虚，筋骨劳损，容易在风、寒、湿邪的侵袭下，将阴寒内聚，导致关节血瘀气滞、经络阻痹，从而引发疼痛等症状。

09　为什么骨关节炎患者女性多于男性

雌激素是对抗骨质流失的天然法宝。随着年龄增大，女性卵巢功能退化，雌激素水平下降，骨质流失严重，易患骨关节炎。另外，关节软骨细胞的表面有雌激素受体，雌激素能够提高骨骼肌的肌力，给关节软骨提供营养，而雌激素减退后关节软骨营养丢失，逐渐出现糜烂，表面不再光滑，导致关节活动时摩擦力增大，退行性改变加重。绝经后女性骨质流失，需要及时补充钙剂和维生素 D，多晒晒太阳，预防骨质疏松，以防发生骨关节炎。

10 骨关节炎患者为何常伴有肥胖

女性 45 岁以后卵巢功能逐步减退；50 岁以后绝经，进入更年期，雌激素水平显著下降，易发胖，导致关节负荷增加。如果承载的负担超过其负荷量，关节表面会受力不均，使关节软骨代谢减弱，从而加速软骨丢失、形成骨赘，导致骨关节炎的发生。

在行走时膝关节承受的重量是体重的 3 ~ 6 倍，假如体重增加 10 kg，行走时膝关节将增加 30 ~ 60 kg 的负重，而上楼时膝关节则相当于增加 70 kg 的负重。人体关节类似于一个机械轴承，长期超负荷运转，机械磨损就会增加，寿命也会大大缩短，所以，多数膝关节炎患者都是体重指数超标者。因此，骨关节炎防治指南中最重要的一条建议就是控制体重。控制体重不仅有助于保护膝关节，还可降低骨关节炎的发生风险。减肥加上适度的运动，是预防骨关节炎的最佳方法。

11 体形较瘦的人是否就可以不用担心患骨关节炎

骨关节炎的发病与年龄增加、肥胖、遗传、过度劳损及外伤等因素有关。肥胖只是导致骨关节炎发病的原因之一，还有其他的致病因素。一般情况下体形较瘦者不容易患骨关节炎，但遗传、过度劳损及外伤等因素仍会导致其患骨关节炎。

12　为什么会出现“休息痛”

“休息痛”是骨关节炎常见的一种临床表现，一般多见于中老年患者。当患者处于一个固定的姿势过久或早上起床后，会感到关节疼痛不适，当适当活动后，这种疼痛反而会得到缓解，即“休息痛”。

13　外伤为什么会导致骨关节炎

首先，当外伤导致半月板和韧带损伤时，韧带不稳定、半月板不平整，关节受力不均，走路时就会加快关节磨损。其次，当关节受到外伤、炎症刺激时，会出现反复的滑膜炎，使关节腔大量积液，阻碍关节软骨吸收营养，导致软骨退行性改变。

14　为什么骨关节炎会导致关节肿大

在骨关节炎早期，关节肿大多因滑膜炎及关节积液导致，经治疗可完全消失，但会随炎症的发作再度复发。在骨关节炎晚期，由于炎症常不能完全消散，再加上骨质增生，经治疗关节肿大也不能完全消失。导致关节肿大的主要原因：

（1）滑膜组织的无菌性炎症使滑膜组织增生肥厚。

（2）炎症使关节液分泌增多，造成关节积液。

（3）关节边缘骨质增生，使关节骨性肿大。

15 为什么骨关节炎处会出现关节积液

骨关节炎处出现积液是由炎症刺激导致的，且局部会出现持续性的炎性渗出。炎性介质的各种炎症介导作用也会导致液体（包括炎症细胞及组织液）渗出，从而形成积液。可以通过相应的治疗来缓解症状，比如口服非甾体抗炎药，可以有效缓解局部炎症，减轻关节的积液；用中成药可活血化瘀、消肿镇痛；也可以用骨伤复原丸、金龙丸等促进局部炎症的吸收，从而促进积液的吸收；还可以对局部进行物理治疗，包括热敷等，以减轻局部的炎症，促进积液的吸收。

16 膝骨关节炎患者能不能进行重体力活动

膝关节内的软骨面及半月板在一生中能承受的摩擦次数是有限的，过量的负重运动（如爬山、反复蹲起、跪着干活等）有可能加重关节软骨的磨损。因此，在运动及活动时应注意控制关节活动的强度，避免用力过猛和强度太高。慢跑、快走、游泳等运动，建议每次 30 ~ 50 分钟，1 周运动 3 ~ 4 天即可，既能减少关节的负重，又能达到锻炼的效果。

17　骨关节炎易与哪些疾病混淆

人体所有关节及其周围组织由于感染、退化、创伤等原因引起的炎性疾病统称为“关节炎”。骨关节炎是关节炎的一种，易与风湿性关节炎、类风湿性关节炎混淆，它们之间有什么区别呢？

（1）病因上：骨关节炎是退行性疾病，是各种原因引起的关节软骨和骨的磨损导致的；风湿性关节炎是感染了溶血性链球菌所致，通常有 2 ~ 3 周的咽部感染前驱症状；类风湿性关节炎是自身免疫病。

（2）在起病方式上：骨关节炎发病缓慢，病情反复；风湿性关节炎发病迅速，12 ~ 24 小时即可达到高峰；类风湿性关节炎发病缓慢，病情反复，缠绵日久（甚至是终身患病）。

（3）在症状上：骨关节炎多是单侧关节疼痛，常伴有晨僵，严重者可出现畸形、功能障碍等；风湿性关节炎多见大关节（如膝关节、肘关节等）红肿热痛，呈对称分布，为游走性疼痛，不伴有晨僵，受累关节不遗留畸形及功能障碍；类风湿性关节炎多见小关节的红肿热痛，大关节（如指关节、腕关节、踝关节等）也可受累，伴有晨僵，受累关节可能出现畸形及功能障碍等。

（4）在检验上：骨关节炎没有免疫学上的特异性指标，大多数免疫学指标正常；风湿性关节炎抗链球菌溶血素 O 试验阳性；类风湿性关节炎类风湿因子阳性。

（5）发病年龄上：骨关节炎年龄越大，发病率越高；风湿性关节炎多发于青少年；类风湿性关节炎多发生于中年人。

（6）在治疗方面：骨关节炎一般采用软骨保护剂（如硫酸氨基葡萄糖）缓解症状、改善功能，延迟疾病的结构性进展；风湿性关节炎主要采用大量抗生素进行治疗；类风湿性关节炎主要采用免疫调节剂和激素进行治疗。

18　骨关节炎是不是经久不愈，病程迁延

骨关节炎的本质是关节软骨的退行性改变，就像脸上长皱纹一样，当人年龄变大之后，自然就会出现一些皱纹，这是人体退行性改变的一种表现。所以说骨关节炎不能治愈，发作与缓解交替，病程迁延。关节软骨就如同人体的器官一样，年轻时走上坡路，到顶之后开始慢慢走下坡路。临床上治疗的目的就是延缓关节的退行性改变，也就是说让下坡的速度慢一些，增加肌肉力量，改善关节的功能活动，从而提高患者生活质量。

19　骨关节炎患者关节红肿明显要用抗生素吗

很多人一听到“炎症”“发炎”等字眼，想当然地就觉得需要用抗生素消炎。其实，医学里所说的炎症包括感染所造成的炎症和无菌性炎症两种。感染性关节炎除了关节疼痛、肿胀之外，往往合并全身发热，关节周围发红、发热等症状，血常规等血液指标也会有所变化。而大部分中老年人的关节炎属于退行性病变，是一种无菌性炎症，只需要服用消炎镇痛药和一

些营养软骨药就能缓解症状，盲目使用抗生素不但没有效果，长期用药还会引起细菌耐药、真菌感染等。

20 骨关节炎患者为何会出现关节僵硬

不少骨关节炎患者会出现关节僵硬现象，常见于腰椎、膝关节。部分患者会在晨起时感到关节僵硬及发紧（晨僵），活动后可以缓解。晨僵时间一般较短，常为几分钟至十几分钟，很少超过 30 分钟。随着病情进展，患者可出现关节活动进一步受限等症状。究其原因是患者身体机能下降，经血不足，肝肾亏虚，筋骨劳损，在风、寒、湿邪的侵袭下，容易将阴寒内聚滞留于关节部位，导致血瘀气滞，经络阻痹，气血不通，不通则痛，从而引发疼痛或僵硬等症状。

21 骨关节炎患者为什么经常蹲下后起立困难

骨关节炎患者关节软骨变性、受损，直接导致关节的稳定性变差，关节间的摩擦加剧，进一步加快了关节炎进展，疼痛也愈发明显和频繁，因此更不敢活动，运动耐量进一步下降，身体状况陷入恶性循环。关节软骨没有血管、神经，不能再生。关节软骨被破坏，没有了软骨的保护，骨与骨之间就会直接接触，发生硬性摩擦，时间长了就会形成骨刺，发生滑膜炎，出现疼痛、肿胀等症状。疼痛发生时，往往提示已经出现大面积损伤，而关节的畸形、磨损加重使患者蹲下后起立困难。

22 骨关节炎患者早期关节疼痛发作时如何处理

骨关节炎早期的主要症状是疼痛，在剧烈活动或者受凉时疼痛会加重。建议骨关节炎患者平时注意休息，避免劳累、受凉，还可以局部热敷，或到医院行 X 射线检查明确诊断后口服非甾体抗炎药及营养软骨药等。

23 为什么会有骨摩擦感

其实骨摩擦感很多人都曾体验过，如长时间坐着骤然起身行走，可能就会听到关节弹响。对于年轻人而言，骨摩擦感一般是不经常运动导致滑液分泌减少引起的。骨关节炎患者的关节软骨被破坏、关节面不平整，关节活动时常常出现骨摩擦感，且好发于膝关节。

24 骨关节炎会不会导致瘫痪

很多中老年类风湿性关节炎患者往往容易合并骨关节炎。类风湿性关节炎始发于滑膜，以滑膜的增生、充血、水肿为特点，而骨关节炎始发于软骨，以关节软骨的变性、糜烂、剥脱为特点。这两种疾病都可以破坏关节软骨和软骨下骨，最终引起关节畸形和瘫痪。

25 骨关节炎常发生于哪些人群

研究表明，运动员、重体力劳动者、野外工作者的原发性骨关节炎发病率明显高于其他人群。这直接证明了关节长时间的劳损会加速关节退行性病变，导致患者出现关节僵硬、疼痛感。

26 骨关节炎会不会出现关节脱位

骨关节炎好发于活动较多和负重较大的关节，如颈椎、腰椎、膝关节等。最开始只是轻微的关节痛，随着病情进展或加重，可出现关节功能受限和关节畸形，甚至关节脱位。

27 骨关节炎为何常发生于绝经女性

一是，女性一般 45 岁以后卵巢功能逐步减退，50 岁以后绝经，进入更年期，雌激素水平显著下降，使关节软骨代谢减弱，容易发生退行性改变。二是，部分女性绝经后会发胖，体重会明显增加，使关节负重增加。三是，一些需经常站立、行走的职业如售货员等容易患有骨关节炎，而这类职业的从业者多为中年女性。

28 骨关节炎患者为什么会在活动后关节疼痛加重

在年龄增大，骨关节功能退化的情况下，再加上长期关节过度劳损，就会导致骨关节炎患者疼痛发作或者加重，并且疼痛的程度也与患者的日常活动量和活动方式有很大的关系。膝骨关节炎患者平时在平地上走路很少疼痛，而爬楼梯、从坐立转为站立、走远路等时都会感到局部关节一阵阵疼痛。这些动作之所以会导致疼痛加重，是因为膝盖在稍微弯曲或者过度弯曲时，相应骨骼间会相互摩擦。

29 儿童会得骨关节炎吗

人们一般都认为骨关节炎只会发生在中老年人身上。其实并不是这样的，骨关节炎的发病率一直都非常高，且各类人群都可能会发病，所以儿童也会得骨关节炎。儿童患骨关节炎要特别重视，一般可以尝试中医治疗，不良反应较小且效果确切，但在治疗的过程中要避免剧烈活动。同时还要给患儿吃钙片，服用维生素 D，防止缺钙导致骨质疏松而影响发育。另外，要让患儿养成良好的生活习惯，保持饮食均衡，预防超重或肥胖，同时也要注意防潮、防湿，减少各种诱因。

第三章　骨关节炎的诊断与评估

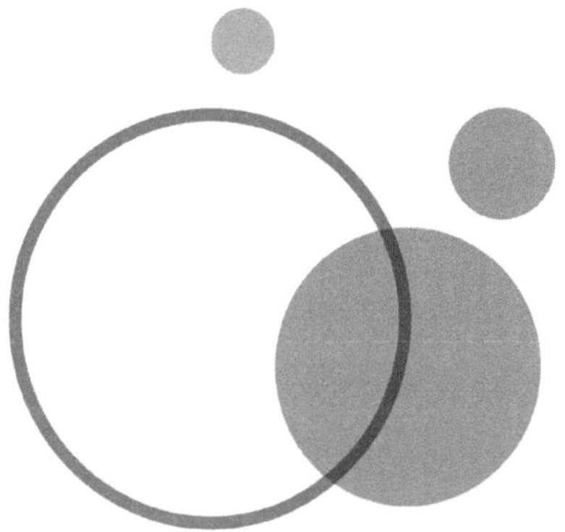

01 骨关节炎临床上常见分类有哪些

骨关节炎的分类多种多样，按病因可分为原发性骨关节炎和继发性骨关节炎，按部位可分为局灶性骨关节炎和全身性骨关节炎，按有无症状可分为无症状性骨关节炎（放射学）和症状性骨关节炎。

一般临床上的骨关节炎指症状性骨关节炎，包括以下类型。

（1）结节性全身性骨关节炎：指间关节多关节受累，常见赫伯登结节或布夏尔结节，女性多见，中年发病，预后良好，有明显家族聚集倾向。

（2）侵蚀性（炎症性）骨关节炎：指间关节受累，常伴炎症反应，影像学检查可见软骨下侵蚀性变化，指间关节有僵直倾向。

（3）大关节骨关节炎：①髋骨关节炎上极型多见于男性，常继发于结构异常的关节，呈单侧，具有进展性；中央型多见于女性，呈双侧，伴指间关节受累，预后良好；弥漫型为关节老化所致，多见于年长者。②膝骨关节炎多为双膝受累，女性和老年人多见，常伴手骨关节炎，与外伤史、肥胖有关。③脊柱骨关节炎可累及椎间盘等。

（4）其他部位骨关节炎：如肩骨关节炎、肘关节炎、踝骨关节炎和第一跖趾骨关节炎等。

（5）和晶体沉积有关的骨关节炎：慢性焦磷酸盐关节病、假痛风及碱性磷酸钙结晶性关节病等。

02 骨关节炎的临床分期包括哪些

根据骨关节炎患者的症状、体征及影像学检查结果，临床上一般将骨关节炎分为四期：①关节炎发生前期，关节活动后稍有不适，活动增加后伴关节疼痛、肿胀，X射线片和磁共振成像未见明显软骨损害迹象；②关节炎改变早期，活动后多有明显的疼痛，休息后减轻，X射线片见改变较少，只有磁共振成像可见软骨轻度损害，同位素检查受损关节可见凝聚现象；③骨关节炎进展期，骨、软骨进一步损害，造成关节畸形，部分功能丧失，X射线片可见关节间隙变窄，关节周围骨的囊性变，有时有游离体出现；④骨关节炎晚期，骨的增生、软骨的剥脱导致关节功能完全丧失，畸形明显，X射线片见关节间隙变窄，增生严重，关节变得粗大，甚至造成骨塌陷。

03 骨关节炎的影像学分级有哪些

参照Kellgren-Lawrence（K-L）分级评分系统，骨关节炎的影像学分级如下：①正常，X射线片上完全正常，没有关节间隙狭窄，没有反应性的骨变化；②Ⅰ级，有可疑的关节间隙狭窄现象，有可能出现骨赘，但较轻微；③Ⅱ级，X射线片上明确出现小的骨赘及可能的关节间隙狭窄；④Ⅲ级，出现大量中等大小的骨赘，有明确的关节间隙狭窄，有些软骨下骨硬化，并可能出现关节骨性畸形；⑤Ⅳ级，出现大量大的骨赘，有严重的关节间隙狭窄，明显的软骨下骨硬化，并出现明显的关节骨性畸形。具体分级和分期标准见表 3-1。

表3-1　K-L分级和分期标准

<table>
<tr><th colspan="2">K-L 分级</th><th colspan="2">临床与影像学检查结合（分期）</th></tr>
<tr><td colspan="2">正常</td><td rowspan="2">早期
（正常～Ⅰ级）</td><td rowspan="2">膝关节疼痛（内侧多见）、（间隙、周围）压痛，上楼、下楼、站立时加重，畸形不明显，髌骨研磨试验阳性，关节可活动</td></tr>
<tr><td>Ⅰ级</td><td>有可疑的关节间隙狭窄现象，可能出现骨赘</td></tr>
<tr><td>Ⅱ级</td><td>有关节间隙轻度狭窄现象，骨赘明显</td><td rowspan="2">中期
（Ⅱ级～Ⅲ级）</td><td rowspan="2">膝关节疼痛（较重）、压痛、肿胀，内翻、屈膝畸形，髌骨研磨试验阳性，关节活动受限、不稳</td></tr>
<tr><td>Ⅲ级</td><td>有关节间隙中度狭窄现象，骨赘量中等，软骨下骨轻度硬化</td></tr>
<tr><td>Ⅳ级</td><td>有关节间隙狭窄明显，骨赘量大且波及软骨面，关节肥大、畸形，软骨下骨明显硬化</td><td>晚期
（Ⅳ级）</td><td>膝关节疼痛（严重）、压痛，活动度明显缩小，内翻、屈膝畸形明显，关节活动严重不稳，需支具或不能行走</td></tr>
</table>

04　骨关节炎的诊断依据及标准是什么

骨关节炎的诊断主要依据患者的临床症状、体征及影像学检查结果，而诊断标准仍沿用美国风湿病学会 1995 年修订的诊断标准。该标准包括髋关节、膝关节和手部原发性骨关节炎的临床与放射学诊断标准，但对早期骨关节炎的诊断价值有限。

05 手骨关节炎的诊断标准是什么

参照 1995 年美国风湿病学会制定的手骨关节炎分类标准，手骨关节炎的诊断标准如下：①近 1 个月内大多数时间存在手关节疼痛或僵硬；② 10 个指定关节（双侧第二、三远端及近端指间关节，双侧第一腕掌关节）中有骨性膨大的关节≥ 2 个；③掌指关节肿胀≤ 2 个；④远端指间关节骨性膨大 > 2 个；⑤ 10 个指定关节中畸形关节≥ 1 个。满足①②③④或 ①②③⑤者可诊断为手骨关节炎。

06 膝骨关节炎的诊断标准是什么

参照1995年美国风湿病学会制定的膝骨关节炎分类标准，膝骨关节炎的诊断标准如下：

（1）临床标准：①近 1 个月内大多数时间存在膝关节痛；②有骨摩擦音；③晨僵时间≤ 30 分钟；④年龄≥ 38 岁；⑤膝关节骨性肿胀伴弹响。满足①②③④或①②⑤或①④⑤者可诊断为膝骨关节炎。

（2）临床 + 影像学检查 + 实验室标准：①近 1 个月内大多数时间存在膝关节痛；② X 射线片示骨赘形成；③关节液检查符合骨关节炎；④年龄≥ 40 岁；⑤晨僵≤ 30 分钟；⑥有骨摩擦音。满足①②或①③⑤⑥或①④⑤⑥者可诊断为膝骨关节炎。

07　髋骨关节炎的诊断标准是什么

参照1995年美国风湿病学会制定的髋骨关节炎分类标准，髋骨关节炎的诊断标准如下：

（1）临床标准：①近1个月内大多数时间存在髋关节痛；②髋关节内旋≤15°；③红细胞沉降率≤45 mm/h；④髋关节屈曲≤115°；⑤髋关节内旋>15°；⑥晨僵时间≤60分钟；⑦年龄>50岁。满足①②③或①②④或①⑤⑥⑦者可诊断为髋骨关节炎。

（2）临床+影像学检查+实验室标准：①近1个月内大多数时间存在髋关节痛；②红细胞沉降率≤20 mm/h；③X射线片示股骨头和(或)髋臼骨赘形成；④X射线片示髋关节间隙狭窄。满足①②③或①②④或①③④者可诊断为髋骨关节炎。

08　原发性骨关节炎与继发性骨关节炎如何鉴别

尽管原发性骨关节炎和继发性骨关节炎都属于骨关节炎，但不能将其混为一谈。原发性骨关节炎指关节无明显病因而逐渐发生的退行性病变，发病可能与年龄、遗传、体质、代谢等因素有关。随着年龄的增长，一方面软骨组织及糖胺聚糖含量减少，纤维成分增加，软骨韧性降低；另一方面，日常活动对关节软骨积累性损伤增多，更易发生退行性改变，此类患者一般有多个关节受损，常见于负重大关节。而继发性骨关节炎则是由于某种病因导致软骨被破坏或关节结构被破坏，后因关节面摩擦和压力不平衡等因素而发生的退行性改变。常见病因：①畸形，如先天和后天的脊柱畸形、髋关节发育不良（脱位）、膝内翻、膝外翻、大骨节病等；②损伤，如关节内骨折脱位、韧带松弛与关节扭伤所致的创伤性关节炎；③炎症，如化脓性关节炎、关节结核等。以上病因可导致关节软骨被破坏，从而继发骨关节炎。

09 骨关节炎需与哪些疾病相鉴别

由于免疫系统疾病种类的多样性、症状体征的相似性及诊治的复杂性，临床在诊治骨关节炎时，除了需要仔细询问病史，密切观察症状体征及辅助检查结果外，还需要与其他疾病进行鉴别诊断。其中，主要与类风湿性关节炎、强直性脊柱炎、银屑病关节炎、痛风性关节炎、骨质疏松症及大骨节病相鉴别。

10 骨关节炎与类风湿性关节炎如何鉴别

骨关节炎和类风湿性关节炎都是临床上常见的疾病，病变的部位都位于关节处，都属于慢性全身性关节疾病，两者的症状有相似之处，但本质上有区别。

骨关节炎是一种软骨退行性疾病，病程发展缓慢，多见于40岁以上的中老年人，年龄增长、肥胖等均是其发病因素。

发病时先累及远端指尖关节，然后才到负荷较重的膝关节、髋关节及脊柱的颈椎、腰椎等关节。骨关节炎发作时患者主要表现为关节疼痛、红肿和晨僵，晨僵时间一般较短，活动后可很快缓解，实验室检查时也无明显的血清学异常现象。而类风湿性关节炎则是一种全身性的自身免疫病，起病较为突然，多发于 20 ~ 50 岁人群，女性多于男性。发病时常常首先累及掌指关节，其次才为腕关节和近端指尖关节。类风湿性关节炎的临床症状主要表现为关节肿痛和晨僵，晨僵时间一般较长，同时累及全身多个脏器，实验室检查时可在血清中发现多种抗体。

11　强直性脊柱炎有哪些特点可帮助鉴别

强直性脊柱炎是一种以脊柱和骶髂关节出现慢性炎症反应为主要症状的风湿性结缔组织病。多见于40岁以下青年男性，40 岁以上患者发病率很低。患者表现为腰背部疼痛、僵直，合并外周关节炎、葡萄膜炎、炎性肠病等。影像学检查和实验室检查均可发现骶髂关节炎、脊椎韧带钙化现象和红细胞沉降率增快、人类白细胞抗原阳性。本病发病比较隐匿，症状与其他许多疾病相似而容易漏诊、误诊，因此，早发现、早诊断和早治疗对本病而言至关重要。

12　银屑病关节炎有哪些特点可帮助鉴别

银屑病关节炎是一种累及肌肉、骨骼、皮肤、指甲等组织，并与银屑病相关的慢性炎症性关节病。银屑病关节炎临床表现为银屑病皮疹、外周关节炎、指趾炎、腱鞘炎、脊柱炎、皮肤和指甲病变，以及关节和周围软组织疼痛、肿胀、压痛、僵硬和运动障碍，病程迁延，易复发，晚期可有关节强直。银屑病关节炎可发生于任何年龄，发病高峰为 30 ~ 59 岁，女性患者偏多，但脊柱受累以男性较多，遗传、免疫和环境因素与其发生、发展密切相关。

13　痛风性关节炎有哪些特点可帮助鉴别

痛风性关节炎是一种因体内嘌呤代谢紊乱，致使尿酸在结缔组织、肾脏及肢体运动关节等处逐渐沉积形成尿酸盐，进而引发急性炎症反应的慢性关节炎。痛风性关节炎常于午夜至凌晨时分发病，以单侧第一跖趾关节发病最为常见，急性发作时受累肢体运动关节红肿、疼痛，皮肤温度升高，部分患者会出现发热等全身性症状。随着病情的发展，患者晚期可出现蛋白尿，并伴有肾小管浓缩功能减退，继而出现肾功能不全等长期功能性损伤。同时，随着血清尿酸水平的上升，会伴发高血糖、高血压、高血脂等。

14　骨质疏松症有哪些特点可帮助鉴别

骨质疏松症是最常见的骨骼疾病，是一种以骨量低、骨组织微结构损坏，导致骨脆性增加，易发生骨折为特征的全身性骨病。骨质疏松症可发生于任何年龄，但多见于绝经后女性和老年男性。骨质疏松症和骨关节炎都会表现为骨痛，但骨质疏松症引发的疼痛一般是全身的持续性疼痛，通常于翻身时、起坐时及长时间行走后出现，夜间或负重活动时疼痛加重，并可能伴有肌肉痉挛，甚至活动受限。对严重骨质疏松症患者来说，因椎体压缩性骨折，可出现身高变矮或驼背等脊柱畸形。多发性胸椎压缩性骨折可导致胸廓畸形，甚至影响心肺功能；严重的腰椎压缩性骨折可能导致腹部脏器功能异常，引起便秘、腹痛、腹胀、食欲减低等。骨质疏松性骨折属于脆性骨折，通常指在日常生活中受到轻微外力时发生的骨折。骨折发生的常见部位为椎体（胸椎、腰椎）、髋部（股骨近端）、前臂远端和肱骨近端，其他部位如肋骨、跖骨、腓骨、骨盆等亦可发生骨折。骨质疏松性骨折发生后，再骨折的风险显著增加。

目前临床诊断骨质疏松症的方法多为骨密度测量。当骨密度值≥ −1.0 时，表示正常；当骨密度值在 −2.5 ～ −1.0 时，表示骨量减少；当骨密度值≤ −2.5 时，表示患有骨质疏松症；当骨密度值≤ −2.5 并合并脆性骨折时，表示发生严重骨质疏松。

15　大骨节病有哪些特点可帮助鉴别

大骨节病是一种地方性、慢性和变形性骨关节病，主要发生于儿童管状骨干骺端闭合以前的四肢骺软骨、骺板软骨及关节软骨，致其变性和深层细胞坏死。大骨节病在临床上表现为多发性、对称性关节受累，患者多在 5 岁甚至更早出现手指、脚趾及邻近关节变形，甚至腿部畸形及类骨关节炎症状。该病所引起的病理改变是全身性的，包括关节、四肢、脊柱等。大骨节病区别于其他骨关节病的主要病理变化为软骨的深层细胞坏死而表层细胞正常。

16 如何评估骨关节炎的严重程度

骨关节炎的严重程度主要根据患者的临床表现和关节软骨的退行性改变情况，以及关节间隙的改变和关节的外形来评估的。一般骨关节炎的早期不会出现关节的变形，也没有明显的肿胀，并且X射线片显示关节间隙不会有明显的变化，疼痛一般不重，不会影响患者的正常生活。

如果出现了重度的关节炎，会出现明显的关节肿胀、畸形、关节间隙变窄或者消失，并且会出现部分骨质的塌陷，引起关节软骨面下骨质硬化或者囊变，关节周围会出现明显的骨质增生情况。这种情况说明已经到了骨关节炎的晚期，比较严重，需要行手术治疗。

17 骨关节炎患者出现哪些症状时要引起高度警惕

（1）关节疼痛。关节疼痛是骨关节炎发病时的主要症状，初期发病多为隐痛，随着病情加重，可呈持续性钝痛。少数患者还会出现关节红肿、关节活动受限等症状。

（2）关节僵硬。骨关节炎还易导致患者出现关节僵硬，尤其是晨起时及长时间保持一定体位后关节僵硬感会非常明显，患者活动时关节可有“咔咔”的响声。

（3）肌肉萎缩。由于骨关节炎的发生会严重影响患者的行动力，很多患者在发病后会主动减少活动量，随着活动量的减少，局部肌肉会出现萎缩等情况。

（4）关节变形。如果患者的病情比较严重，且没有得到及时有效的治疗，到了后期还很容易出现关节变形等症状。如此一来，不仅影响身体外部形象，还会严重影响关节活动力，给患者的工作、生活等各方面带来极大的影响。若此疾病经久不愈，甚至还可导致患者出现诸多不良情绪。

因此，骨关节炎患者若是在生活中出现了上述症状，应当提高警惕，抓紧时间到正规医院做相关检查，不要放之任之，更不能自己乱用药，只有及时接受科学、合理的治疗，才能早日消除疾病，回归健康。

18　骨关节炎的危害有哪些

骨关节炎是一种发病率和患病率都较高的疾病。一旦罹患骨关节炎，患者不仅受累关节会畸形，而且身体器官也会受到损害，更有甚者还会有诸多严重的并发症。那么，骨关节炎的危害有哪些呢？

（1）骨关节痛。一般情况下，骨关节炎引起的疼痛多隐约，且呈持续性。运动后便产生疼痛感，稍作休息疼痛感即改善；随着病情的不断恶化，关节活动也会慢慢受到限制，即休息时也会有疼痛感。

（2）晨僵。与类风湿性关节炎不同，骨关节炎导致的晨僵的持续时间基本上不会超过半小时。

（3）黏着感。患者活动骨关节（特别是下体的骨关节）时会出现僵硬感（好像骨关节被粘住了一样），但只要稍微动动就能缓过来。这种情况主要出现在年纪比较大的患者身上。

（4）病情严重者，还会出现关节挛缩等症状，即使在休息时也会有疼痛感，且疼痛会越来越严重，更有甚者还会出现功能障碍。

（5）若骨关节炎发生在膝部，患者在走路时会出现疼痛感，休息后逐渐好转。长时间保持坐姿或站姿，关节也会逐渐变得僵硬，不过只要走动一会儿，让肌肉放松下来，僵硬的感觉也会随之消失。当然，骨关节炎还会诱发骨质增生，甚至导致膝外翻或内翻的畸形现象。

19 骨关节炎造成的损害是否可逆

骨关节炎造成的损害是不可逆的。骨关节炎是关节软骨受到损害之后产生的一种具有退行性、无菌性、炎症性的疾病，最常发生在膝关节。骨关节炎主要在关节过度使用或者过度磨损之后产生，比如长时间的行走、过度的劳累、进行剧烈的体育运动等，都有可能使关节软骨反复受到摩擦及挤压，时间长了就会导致关节软骨的损害。这种损害一般来讲是不可能恢复到以前的正常状态的，如果不注意保养，还会逐渐加重。

所以骨关节炎患者一定要注意休息，减少关节的过度使用，加强保暖，避免受凉，可以进行适当的游泳锻炼，也可以使用活血化瘀的中药热敷或熏洗关节。

第四章　骨关节炎的检查

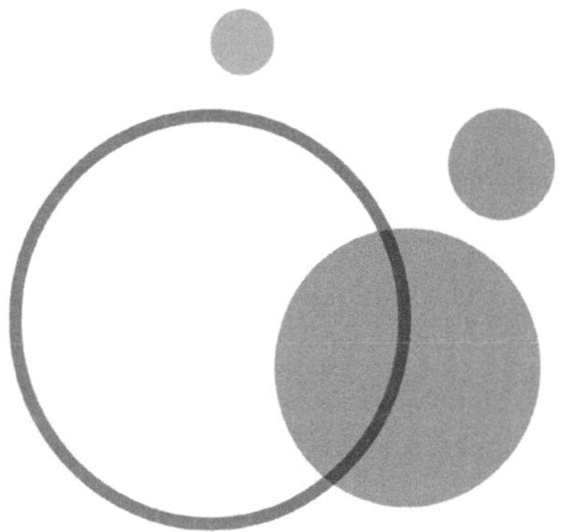

01 诊断骨关节炎需要做哪些检查

临床上确诊骨关节炎，除了依据患者现有的症状、体征，还需要患者配合做相关的影像学检查和实验室检查，其中影像学检查包括磁共振成像及计算机断层扫描术（CT）等。实验室检查包括血常规检查和自身免疫指标检查（如红细胞沉降率、C 反应蛋白、免疫复合物及血清补体）等。

02 骨关节炎患者的实验室指标有哪些变化

伴有滑膜炎的患者可出现 C 反应蛋白和红细胞沉降率轻度升高。继发性骨关节炎患者可出现原发病的实验室检查异常。出现滑膜炎的患者可有关节积液，积液一般透明，呈淡黄色。

03 骨关节炎患者抽血化验前一天要做哪些准备

骨关节炎患者抽血化验前一天饮食宜清淡、易消化，晚上 10 点后禁食、禁水，早睡早起，避免熬夜。

04 骨关节炎患者行影像学检查前的准备有哪些

不同于胸腹部疾病患者行影像学检查前需要做较多的准备工作，骨关节炎患者在检查前仅需去除检查部位衣物及饰品即可，以防止异物阻碍影像学诊断。

05 X射线检查是不是骨关节炎明确临床诊断的“金标准”

X 射线检查是骨关节炎明确临床诊断的“金标准”，也是首选的影像学检查项目。在 X 射线片上骨关节炎的三大典型表现为受累关节非对称性关节间隙变窄、软骨下骨硬化和（或）囊性变、关节边缘骨赘形成。部分患者可有不同程度的关节肿胀，关节内可见游离体，甚至关节变形。

06 骨关节炎患者 X 射线检查的特征性改变是什么

骨关节炎在各个关节的表现不尽相同，但其基本改变有以下几个方面：①关节面的边角锐利，形成骨刺或唇状凸起，相对的骨刺可趋于连接状；②关节软骨变薄或消失，导致关节间隙变窄；③关节面的边缘硬化；④关节面下方骨内出现圆形或不规则图形的透亮区，前者为退行性“假囊”，后者为骨内纤维组织生成所致。晚期除上述改变进一步加重外，还可出现关节半脱位及关节内游离体。

07　骨关节炎患者 CT 可显示哪些改变

（1）CT 可显示骨、肌肉内细小病变，而 X 射线片常被骨皮质遮盖不能显示。

（2）CT 可显示结构复杂的骨、关节（如脊椎、胸锁关节等）。

（3）CT 可显示关节面细小骨折、软组织脓肿、髓内骨肿瘤造成的骨皮质破坏，要观察肿瘤向软组织浸润的情况等。

（4）对骨破坏区内部及周围结构的显示，如破坏区内的死骨、钙化、骨化及破坏区周围骨质增生、软组织脓肿、肿物显示明显优于常规 X 射线片。

08　骨关节炎患者磁共振成像的特征性改变有哪些

磁共振成像可显示骨关节炎患者关节软骨变薄、缺损等；可显示长期演变过程，如继发黏液样变、肿瘤样变。

09　骨关节炎患者需要做超声检查吗

骨关节炎患者是否需要做超声检查需依病情而定。超声检查有诸多好处：首先，超声波对软组织有良好的穿透性和较高的分辨力；其次，常规超声可以清楚地显示关节腔积液、滑膜厚度、肌腱和腱鞘的炎症，较 X 射线片能更早发现骨侵蚀；彩色多普勒血流还可以提示滑膜血流状况，评估疾病活动度等；最后，超声具有方便快捷、经济实惠等优势。就骨关节炎患者而言，超声检查不仅有助于检测关节少量渗出、滑膜增殖、骨赘、腘窝囊肿、炎症反应，也有助于鉴别手的侵蚀性骨关节炎和非侵蚀性骨关节炎。

第五章　中医对骨关节炎的认识

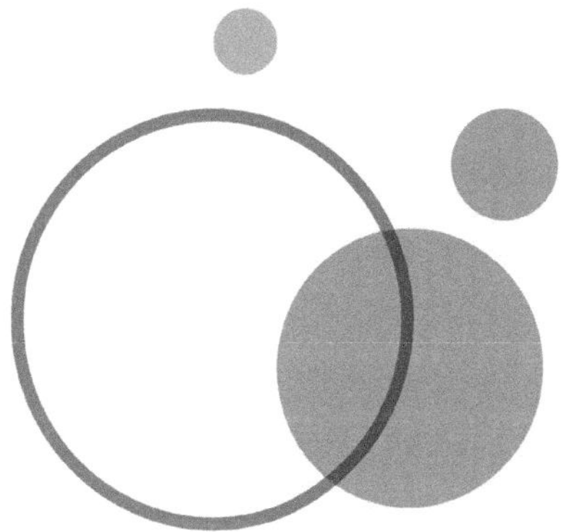

01　历代中医文献是怎样记载骨关节炎的

历代中医文献中并没有“骨关节炎”这一病名。现代医家根据骨关节炎临床症状表现考证、推敲，认为其应属于“痹证”“骨痹”“鹤膝风”等范畴。这些病症在各类古籍中并没有专门论述，而多散见于各篇章。鉴于此，临床中医医师认识、治疗本病就要在挖掘中医传统宝库的同时借鉴现代医学的解剖、影像、生理、病理等知识，形成在中医理论指导下中西医并重的现代中医治疗模式。中医学对骨痹的认识同现代医学对膝骨关节炎的研究结论有惊人的相似性。古代及近现代大部分中医医家普遍认为骨痹为本虚标实，内外相合而致。《黄帝内经》中关于骨痹的记载“病在骨，骨重不可举，骨髓酸痛，寒气至，名曰骨痹”，明确了该病病位在骨，西医的X射线片也印证了这一点。关于骨痹成因，《素问·脉要精微论》中有“膝者筋之府，屈伸不能，行则偻附，筋将惫矣”，同时《素问·宣明五气》中有“久立伤骨，久行伤筋”，都认为筋骨劳损可以作为骨痹的病理基础，为内因。从《素问·痹论》中“风寒湿三气杂至，合而为痹也”和《灵枢》中“虚邪之中人也，洒晰动形，起毫毛而发腠理。其入深，内搏于骨，则为骨痹”可以看出，风、寒、湿邪侵袭筋骨，闭阻经络，气血凝滞为骨痹的诱发因素，为外因。中医认为“正气存内，邪不可干”，内因和外因均是由于肾气虚衰导致的。“筋属肝”“肾主骨”，肝肾亏虚会导致筋骨退化并易受风、寒、湿邪侵袭。以上经典说明骨痹病机为肝肾亏虚、风寒湿邪侵袭、痰瘀凝滞，故骨痹多从补益肝肾、祛风除湿、活血化瘀、舒筋通络的角度论治。

02 骨关节炎的中医病因、病机是什么

关于骨关节炎的病因、病机，自古便有众多医著对其进行论述。《素问·痹论》阐明了中医对痹证的基础认识，对本病的病因、病机、证候、预后等方面有较完整系统的论述。《素问·痹论》记载："风寒湿三气杂至，合而为痹也。"指出骨关节炎的发生受风、寒、湿三个外在因素影响。晋代著名医学家葛洪在《肘后备急方》一书中也有提到风、寒、湿等外邪侵袭机体关节，使疼痛严重者"有如虎啮"。清代喻嘉言也言："鹤膝风者，即风寒湿之痹着于膝也"，阐述了外邪引起膝痹实证。肝肾精髓的濡养和推动，有助于肌肉、骨骼的生长发育和养成灵活有力的筋脉。《严氏济生方》所云"皆因体虚，腠理空疏，受风寒湿气，而成痹也"和《诸病源候论》所云"肝主筋而藏血，肾主骨而生髓，虚劳损血耗髓，故伤筋骨也"都对膝痹病机进行了说明，指出肝肾虚为疾病的发病之本。《杂病源流犀烛》指出"三气杂至，壅蔽经络，血气不行，不能随时祛散，故久而为痹"，《景岳全书》云"盖痹者闭也，以血气为邪所闭，不得通行而病也"，均提示脉络瘀滞是骨痹的关键病机。清代王清任也在《医林改错》一书中提出"痹证有瘀血"。综上所述，在正气虚弱、气血亏虚、肝肾受损等内因，以及风寒湿热、外伤、劳损等外因共同作用下，筋骨缺乏滋养，不荣则痛，或经络血脉瘀滞，机体气运行不畅，不通则痛，从而导致患者出现肌肉、筋骨、关节等部位发生酸痛、发麻、屈

伸活动不利等临床表现。因此，骨痹治则关键在于补肝肾、益气血、强筋骨。

03　骨关节炎的中医证型有哪些

《中西医结合骨伤科学》将所有骨关节炎分为以下几种证型：

（1）痰瘀互结证：以关节刺痛且休息后更甚为主要症状，以面色黧黑为次要症状，舌苔紫暗或伴有瘀斑，脉沉。

（2）寒湿痹阻证：以关节遇冷疼痛加剧、得温疼痛缓解为主要症状，以腰身重痛为次要症状，舌苔白腻，脉沉。

（3）肝肾亏虚证：以膝关节隐痛为主要症状，以腰膝酸软无力且劳累后更甚为次要症状，舌白少苔，脉细、无力。

（4）湿热阻络证：以膝关节酸痛不适为主要症状，以少寐多梦、面上少华、心悸气短为次要症状，舌苔薄白，脉细弱。

04　痹证就是骨关节炎吗

痹证是内科的常见病之一，对于痹证最早的记载见于《黄帝内经》。《素问·痹论》提出："风寒湿三气杂至，合而为痹也。其风气胜者为行痹，寒气胜者为痛痹，湿气胜者为著痹也。"历代医家根据病因、病位、病机、临床表现及病程长短，多将"风湿痹病""历节病""痛风病""顽痹"等以关节疼痛为主要表现的疾病归属于"痹证"范畴。西医学中的风湿性关节炎、类风湿性关节炎、骨关节炎、强直性脊柱炎等均可按照痹证进行治疗。因此，痹证不一定是骨关节炎，但骨关节炎一定是痹证。

05 喝药酒可以治疗骨关节炎吗

药酒又名“酒剂”，系指将中药用蒸馏酒浸提成分而制得的澄清液体剂型，属于中成药的传统剂型之一。用药酒治疗疾病是中医的一种历史悠久且独特的疗法，已有几千年应用史。《黄帝内经》中即有《汤液醪醴论》，“醪醴”则指治病的药酒。中医认为酒味甘、辛，性温，入心、肝、脾、胃经，具有通血脉、行药势、御寒除湿等作用，同时能使中药的多种成分皆易溶解于其中。酒剂适用于治疗风寒湿痹，有散瘀止痛、祛风活血之功效。现代药理研究表明药酒具有一定的抗炎、镇痛、抗肿瘤、抗衰老、提高免疫力、抗疲劳等作用。目前临床上主要将药酒用于治疗类风湿性关节炎、肩周炎、强直性脊柱炎等炎症性疾病，能明显缓解关节疼痛、改善关节功能。

药酒本身即为防病、治病之药，具有药物一般属性，故须正确、合理使用，否则会产生不良反应，不利于治疗。在应用药酒治病补益时，应考虑如下事项：

（1）在服用方式上，有内服、外用或内外兼用之分，对含毒中药的酒剂，慎内服。

（2）在服用时间上，有饭前、饭时、饭后之分，一些有特殊要求的药酒可晚间服用，如秦艽木瓜酒每晚服用15 ~ 30 g。

（3）肝病、高血压、糖尿病、冠心病、胃溃疡、中风及感冒发热患者应慎用甚至禁用药酒，以免加重原有疾病。

（4）药酒会与某些药物相互作用引起不良反应，故服用巴比妥类中枢神经抑制药、精神安定剂、单胺氧化酶抑制剂、降血糖药、降压药、硝酸甘油、磺胺类药物及头孢类抗生素等药物期间，不宜服用药酒。

06　保健品能替代中药治疗骨关节炎吗

答案是不能。一方面，中医讲究辨证论治，需要根据病情变化对患者进行药物的调整，而保健品则无此讲究；另一方面，中医治法多变，而保健品则较单一。目前市面上流行的关节炎保健品主要分为“补软骨”和“补骨”两大类。蛋白多糖是关节软骨基质的主要成分，葡萄胺、硫酸软骨素作为重要的蛋白多糖，用于保健品中可修复软骨基质。除此之外，市面上还有一些以微量元素、中草药为主要成分的保健品。这些保健品有一定作用，但不能代替药物治疗骨关节炎。我们应在专业人士的指导下，合理选择适宜的保健品。

07　中医治疗骨关节炎的常用中药有哪些

中医治疗骨关节炎的常用中药有以下几类：

（1）疏散风邪类：独活、羌活、防风、麻黄。

（2）温经散寒类：桂枝、川乌、草乌、熟附子、细辛。

（3）除湿蠲痹类：木瓜、茯苓、防已、薏苡仁、萆薢、苍术、蚕沙、猪苓、泽泻、滑石。

（4）清热通痹类：忍冬藤、银花、连翘、黄檗、知母、石膏、生地、赤芍、丹皮、大青叶、板蓝根。

（5）通经活络类：豨莶草、青风藤、威灵仙、络石藤、伸筋藤、忍冬藤、秦艽、松节、海枫藤、千年健、透骨草、鸡血藤、姜黄。

（6）活血化瘀类：当归尾、桃仁、红花、赤芍、乳香、没药、五灵脂。

08　如何正确煎煮中药

煎煮中药时应注意以下几个重点：

（1）煎煮中药一般用砂锅，不可用铁锅，因为铁锅中的铁元素会被中药吸收，从而破坏药物的效果。

（2）需将购买回来的中药用冷水浸泡 20 分钟。

（3）不同性质的中药煎煮时间不一致，哪些药材先煎，哪些药材后下，需要遵照医嘱，要注意顺序。药材入锅后，先开中火煮沸，之后用小火熬制 30 分钟即可。

09　中医治疗骨关节炎有哪些优势

“风寒湿三气杂至，合而为痹”是骨关节炎的外在病因，肾精亏虚是该病发生的内在条件，该病还与劳损过度、骨外伤等因素密切相关。论治该病时，治病求本，应以补肾壮骨、活血通络为本病的基本治则。中成药中含有某些地方的稀有药材，疗效独特，且种类繁多，服用方便。针灸多“以痛为腧”取穴，同时结合远道取穴法，调节脏腑虚实，疏通经络气血。推拿疗法有改善血液循环，增进局部营养，防止肌肉萎缩的作用。拔罐操作简单方便、价格低廉，有很好的祛风、散寒、除湿的作用。中药外用法通过药物适当的配伍，具有促进血液循环、改善软骨细胞和组织的血液供应、减少局部无菌性炎症反应的作用，常见的方法有膏药贴敷、中药液浸泡治疗、中药热敷治疗、直流电中药离子导入法、中药蒸汽治疗等。调摄护理时，掌握正确的运动方法非常必要，可在关节不负重或少负重的情况下，进行关节功能锻炼，最佳的运动项目首推游泳；饮食方面要少吃冰镇水果和饮料，可选用含钙较高的食物；肥胖患者应注意控制饮食，减轻体重；注意保暖，避免寒冷潮湿刺激。

10　骨关节炎的中医外治特色疗法有哪些

（1）中药穴位注射。药物选择：参麦注射液、舒血宁、脉络宁等中成药（辩证选择）。药物配比：中成药 2.5 mL+2% 利多卡因 0.5 mL。注射部位：穴位注射（关节腔），根据情况加选周围 2 个阿是穴（髌上囊痛点、腘窝处）。注射疗程：每 5 ~ 7 天注射 1 次，6 次为 1 个疗程。

（2）针刀疗法。体位：坐位或仰卧位。定点：关节周围病灶（痛性结节、条索、增厚）。层次：皮肤—皮下组织—深筋膜—软骨组织病灶处（滑膜囊壁层）。方向：刀刃与肌肉及韧带的走行相一致。疗程：每周 1 次，3 ~ 5 次为 1 个疗程。

（3）中药外敷疗法。效果比较好的是干热疗法，即用芳香类中药，如苏子、白芥子、吴茱萸、莱菔子、菟丝子各 100 g，另外还有 5 种止痛药各 50 mg，包在一起后放进微波炉加热 2 ~ 3 分钟后放到身体不舒服的部位外敷。

（4）中药外贴。最常用的是姜汁，属于温型，有一定的温通作用；以阳虚为主的用麻黄碱，提高渗透作用。中药外贴要考虑患者体质，以免过敏。

（5）运动疗法。肌力的提升非常关键，可为巩固疗效提供坚强的物质保障。应及早开展运动锻炼，全病程坚持运动。

（6）专病专药。必须明确，中药的主要作用是调理，不是针对关节炎的专用药。运用中药把体质调好一点，使人的精气神好一点，状态好一点，就能消除很多不适感，提高生活质量。

11 中药离子导入在骨关节炎治疗中如何运用

有相关研究对 1933 例患者进行分析，结果显示，中药离子导入治疗膝骨关节炎在提高总有效率、改善关节活动功能、减轻关节疼痛、肿胀方面均优于对照组，两组比较差异有统计学意义。中医认为，膝骨关节炎是由肝脾肾亏虚，风、寒、湿邪侵袭及慢性劳损，使气血不畅、痰瘀阻络、经脉凝滞、筋骨失养导致的。本病实质为瘀血阻滞。现代研究证明，骨内压增高、骨血流异常是诱发膝骨关节炎发生及发展的重要因素。中药离子导入将热疗技术、中频按摩技术及导入药物技术结合在一起，通过电流调节使皮肤抗电阻力下降，从而扩张小动脉和毛细血管，改善血液循环，起到镇痛、抗炎的效果。所选中药多具有舒筋活络、行气化瘀、止痛的作用。药物通过离子导入，直达病处，能起到快速消肿止痛、松解粘连、改善局部血液循环的作用。

12　中药贴膏在骨关节炎治疗中如何运用

膝骨关节炎的特征性改变为软骨退行性改变，与肥胖、年龄、遗传及创伤等多种因素相关。当前可选择多种方式治疗 膝骨关节炎，与西医治疗方法相比较，中医在治疗膝骨关节炎方面更具优势，包括中药内服与外治两个方面，能起到内外合治的作用。中医外治法包括外用中药贴膏、针灸、穴位贴敷等，其中外用中药贴膏最早见于《黄帝内经》，因其具有简单便捷、疗效确切等特点，至今已有几千年的使用历史，是中医外治法中的重要组成部分。将中药贴膏外敷于受累关节部位，药物通过皮肤作用于病灶，发挥活血化瘀、散寒通络等作用，有助于病变关节腔内炎性分泌物的吸收，同时在一定程度上避免了因内服药物引起的胃肠道刺激与肝脏的首过消除效应，能更好地保留药效。有学者用计算机检索中国知网、维普网、中国生物医学文献数据库等数据库中单独使用中药贴膏治疗膝骨关节炎的临床随机对照试验文献，通过筛选最终纳入 9 篇文献，共纳入 776 例患者，试验组 389 例，对照组 387 例，系统评价中药贴膏治疗膝骨关节炎的疗效及安全性。虽然此研究纳入的文献质量不够高，但提示中药贴膏在治疗膝骨关节炎方面有着潜在的临床应用价值，将来需要更多高质量的研究来验证。

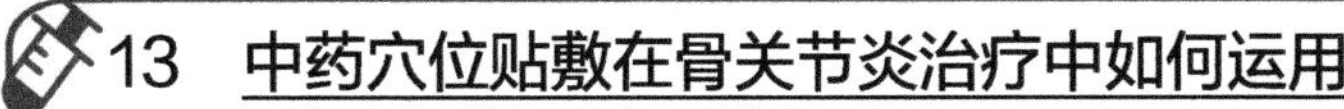

13 中药穴位贴敷在骨关节炎治疗中如何运用

中药穴位贴敷属于中药外治的一种方法，在临床上运用广泛。它是将药物打成粉末，用凡士林或香油调制成膏剂，用棉签直接将药物粘贴于敷贴正中，再直接贴敷于患者的穴位、患处及相应的经络处，通过经络的传导和调整发挥药效。人们所说的“三伏贴”“三九贴”，在风湿免疫科、儿科、呼吸科较为常用。用于贴敷的药物多具有疏通经络、活血化瘀、增强机体免疫力等作用。中药穴位贴敷对各种慢性疾病（如骨关节炎、类风湿性关节炎、强直性脊柱炎等）具有一定的治疗作用。临床上对骨关节炎患者进行中药穴位贴敷，需根据患者疼痛的性质、部位等选取相应的穴位或经络进行贴敷治疗，疗效显著。

14 拔罐在骨关节炎治疗中如何运用

骨关节炎的主要病因是风、寒、湿邪侵犯关节，气血运行不畅。而中医外治方法中，拔罐可将风、寒、湿等邪气及痰浊、瘀血等病理产物排出体外，达到通则不痛的功效，邪去则气血得以行，新血得以生，气血自和，能有效改善关节功能，缓解症状。

15　针刺在骨关节炎治疗中如何运用

针刺治疗骨关节炎在中医临床上运用较为广泛。针刺是指在中医临床思维指导下，根据脏腑经络学说，以扶正祛邪、补益气血、肝肾同治、筋骨并重为原则，使用不同针具进行针刺刺激穴位以达到治疗目的的一种方法。在骨关节炎的治疗中施以针刺，可达到疏通经络、祛风散寒之功效。

16　推拿在骨关节炎治疗中如何运用

骨关节炎主要是退行性炎症改变，表现为关节疼痛僵硬、活动受限、关节变形，而推拿具有松筋解肌、通经活络的功效，可促进局部经络气血运行、补益脏腑气血。推拿能有效缓解骨关节炎患者的关节僵硬和疼痛，改善关节功能。

17　灸法在骨关节炎治疗中如何运用

灸法主要是借灸火的热力给人体以温热性刺激，通过对经络腧穴的作用，达到防治疾病目的的一种方法。《医学入门·针灸》云：“药之不及，针之不到，必须灸之。”说明灸法具有独特的疗效。灸法作为中医外治法之一，具有温经散寒、扶阳固脱、活血化瘀、通痹散结的功效，临床上常用于治疗经络痹阻引起的寒湿痹痛、痛经等。灸法治疗骨关节炎是运用其施灸时灸火的热力透过肌层，并通过经络的传导，以达到温通气血、调节周身功能的作用。灸法对改善骨关节炎患者局部血液循环、调节炎症反应、减轻病变组织的损害有一定作用，能有效改善关节疼痛程度、提高机体抵抗力。

18 雷火灸在骨关节炎治疗中如何运用

雷火灸是20世纪90年代初期，由重庆赵氏雷火灸传统医药研究所所长赵时碧总结几十年的临床经验，在“雷火神针”的基础上根据辨证施治的原则，改革灸药配方和用法创新发展而来的一种灸法。雷火灸是一种施灸方式灵活、作用范围广泛、灸量大、渗透力强的独特灸法，具有疗效可靠、操作安全、不良反应小、患者接受度高等优势。雷火灸的灸条由艾绒、沉香、木香、乳香、羌活、柏树茎等中药制成，药柱直径3 cm，燃烧时温度可高达240 ℃左右，药力峻猛，药物渗透力强。灸条通过燃烧，将火的热及红外辐射等物理因子作用于人体，从而发挥循经感传、通导经络和调节微循环的作用，同时在灸区形成高浓度药区，药物因子在热力的作用下渗透至组织深部，直达病所。目前，雷火灸已被临床广泛运用，在治疗骨关节炎方面，不仅能明显缓解关节疼痛、改善关节功能，而且能提高关节活动度及患者日常生活能力。其疗法包括单纯疗法和复合疗法（雷火灸与中药口服、药物注射、中药外用、针刺法、热敏灸、刺络法、穴位贴敷、臭氧疗法等合用）。

19　穴位注射在骨关节炎治疗中如何运用

穴位注射又称“水针”，是选用药物注入有关穴位以治疗疾病的一种方法。“水针”一称是相对原来针灸所采用的“金针”而言的。这种疗法始创于20世纪50年代，之后很多医生在临床中尝试用注射器代替原来的金针，很快这种方法拓展到穴位封闭等治疗领域，并得到了巨大发展。穴位注射治疗骨关节炎，能有效抑制破骨细胞的活性，促进骨性炎性组织吸收，促进骨化，促进骨关节骨面再次形成，减少骨质流失，从而达到止痛、消肿、促进关节炎症吸收、防治或延缓骨关节炎并发症的作用。

20　小针刀在骨关节炎治疗中如何运用

随着现代医学的发展，小针刀在临床上也应运而生。其治疗方式介于手术治疗与非手术治疗之间，是将中医的针刺疗法和现代西医的手术疗法有机结合的一种治疗方法。“简、便、廉、验”是其主要特色。“简”是指治疗简单，无切口，出血少，患者痛苦小；“便”是指应用方便，常规消毒即可施术，基本上不需要特定的场合就可以治疗疾病；“廉”指治疗成本低、治疗费用低，治疗工具很容易获得；“验”是指疗效明显，快速见效。

小针刀对软组织损伤及骨关节炎性病变具有独特的疗效。

骨关节炎主要是关节的退行性改变，主要病变是关节软骨的磨损、退行性改变、局部骨质增生，关节间隙的变化，以及滑膜的炎性病变，或者关节负重导致的关节失紊。而小针刀作为一种微创疗法，主要通过对深层组织的切割来松解粘连的组织。小针刀对骨关节炎的治疗并不是将增生的骨质切除，或者改变关节间隙，而是通过针刀的特性，将部分局部增生、硬化导致粘连的组织切开，改变关节处的平衡，即通过改变局部的软组织以缓解临床症状，从而提高组织的修复能力。一般来说，小针刀能暂时改善临床症状，延缓疾病的发展。

21 骨关节炎患者急性发作期适合使用哪些中医治疗方法

（1）中药外敷。中药外敷是指将中药切碎捣烂或将中药打成粉末，然后调匀成糊状，敷于患处或穴位的一种方法，具有舒筋活络、祛瘀、消肿止痛、清热解毒、拔毒等功效。它的治病原理是通过药物的直接作用和间接作用达到防病治病的目的。间接作用就是药物通过不断地刺激敷药部位的皮肤或穴位，来调节机体的神经、组织等。中药外敷是安全、无不良反应、治病效果好的一种中医治病方法，在临床上能有效缓解骨关节炎红肿、热痛等临床症状。

（2）针灸。针灸是治疗骨关节炎常用且有效的方法。针灸包括针刺和艾灸，如疼痛较厉害、活动受限、不能行走的患者，通过针刺可疏通经络、活血止痛。如患者关节发冷、僵硬，可配合艾灸，以温通气血。膝关节刺痛可选取足三里、血海、梁丘、内膝眼、犊鼻、阴陵泉、阳陵泉等穴位进行针灸。

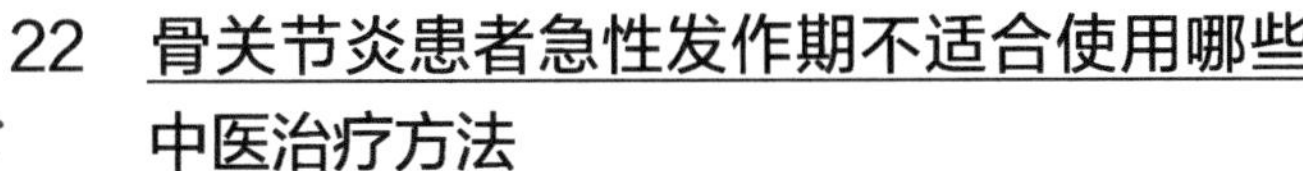

22　骨关节炎患者急性发作期不适合使用哪些中医治疗方法

拔罐是我国比较古老的一种中医治疗方法。拔罐的主要作用：一是通经活络；二是行气活血；三是散寒。所以它主要治疗以下两类疾病：第一类是风寒所致的咳嗽，拔罐治疗效果比较好；第二类是局部受寒引起的疼痛，比如肩关节的疼痛、膝关节的疼痛，或者是由局部瘀血引起的疼痛。通过给后背、肩关节、膝关节拔罐，对这些疾病能起到治疗作用。但骨关节炎红肿热痛期不能拔罐，否则会导致炎症的进一步扩散。

23　骨关节炎患者单纯口服中药可以达到治愈疾病的效果吗

西医治疗骨关节炎的药物一般分三类：第一类，急性期能够控制症状的药物，为非甾体抗炎药，如双氯芬酸钠、塞来昔布；第二类，慢性期用药，也就是减缓病情的药物，如盐酸葡萄糖胶囊；第三类，其他治疗药物，比如抗骨质疏松的药物或者一些相应的中成药。吃中药对骨关节炎的症状具有一定的缓解作用，但不能作为主要的治疗手段。在口服给药的基础上配合中医外治法，如中药熏洗、中药封包、中药蜡疗等，对骨关节炎患者的关节疼痛、肿胀具有很好的疗效。在临床上，我们应根据患者的病情制定相应的治疗措施，中西医结合，标本兼治。所以，单纯靠口服中药是不能达到治愈骨关节炎效果的。

第六章　骨关节炎的治疗

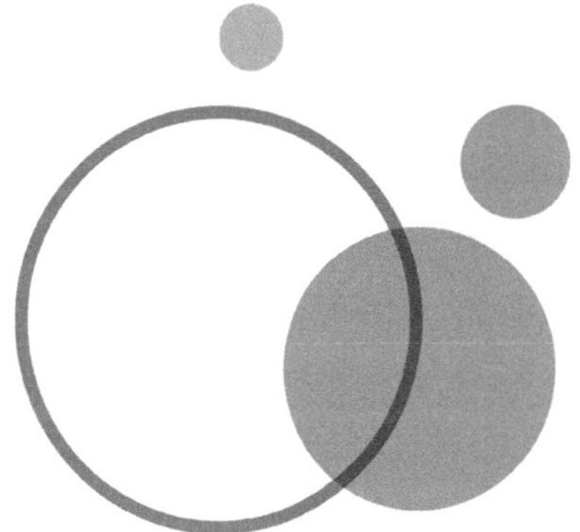

01 骨关节炎的常见治疗方法有哪些

骨关节炎的常见治疗方法：非药物治疗、药物治疗和外科手术治疗。

（1）非药物治疗。对于初次就诊且症状不重的骨关节炎患者，非药物治疗是首选的方式。非药物治疗是药物治疗及外科手术治疗等的基础，包括：①在生活上减少不合理的运动，避免长时间跑、跳、蹲，减少或避免爬楼梯、爬山，适量活动，避免不良姿势，减肥以改善关节功能。②进行有氧锻炼（如游泳、散步等）、关节功能训练、肌力训练（需要在专业医生的指导下进行）等。③物理治疗可增加局部血液循环、减轻炎症反应，包括热疗、水疗、针灸、按摩、牵引等。④平时要减少受累关节负重，可采用手杖、拐杖、助行器等，可选择平底、厚实、柔软、宽松、有减震作用的鞋，以及合适的鞋垫，避免穿高跟鞋，可戴护膝。

（2）药物治疗。如非药物治疗无效，可根据关节疼痛情况选择药物治疗。①局部止痛药物治疗：对于手部和膝部的骨关节炎，可使用含止痛药的乳胶剂、膏剂、贴剂等（例如洛索洛芬贴、氟比洛芬贴）局部治疗，可有效缓解关节轻中度疼痛，且不良反应轻微。②全身止痛药物治疗：可选用口服非甾体抗炎药（间歇或持续），例如双氯芬酸、洛索洛芬、塞来昔布、美洛昔康等，有胃病者需要同时服用护胃药，严重时使用曲马朵等药。③关节腔注射：如口服药物治疗效果不明显，可联合关节腔注射透明质酸钠针或得宝松针。④改善病情类药物：

如药物型硫酸氨基葡萄糖（每日 1500 mg，服半年以上）、药物型硫酸软骨素（每日 1200 mg）、双醋瑞因、维生素 D 等。此类药物在一定程度上可延缓病程、改善患者症状。

（3）外科手术治疗：①关节软骨修复术；②关节镜清理术；③截骨术；④关节融合术；⑤人工关节置换术（终末期）；等等。

02 如何治疗原发性骨关节炎

（1）外贴方法治疗。治疗优势是能针对性治疗，药效直达病灶，起效速度快，同时安全可靠，对身体没有任何毒副作用，使用方便，非常适合中老年患者。

（2）注射透明质酸。透明质酸是注入关节腔内较为理想的药物，可以保护软骨，缓解疼痛，润滑关节，适用于早期与部分中期膝骨关节炎患者，但对于重度关节间隙狭窄、关节损毁的患者效果不明显。

（3）口服药物。当疼痛时可以用阿司匹林、吲哚美辛、布洛芬等镇痛，但不要长期使用，以免形成依赖或降低药效；还可服用中药治疗。建议不要随便选择手术治疗。

（4）理疗。蒸汽浴、温泉浴、热疗器治疗等对患者关节僵硬、疼痛症状有短期缓解作用。针灸及推拿对减轻骨关节炎症状也有一定疗效。急性期以止痛、消肿和改善功能为主；慢性期以增强局部血液循环、改善关节功能为主。

（5）手术治疗。手术治疗适用于晚期出现关节痉挛萎缩、畸形、毁损的患者，但手术风险较高，创伤面积比较大，且关节炎患者多为 60 岁以上的老年人，因此，要谨慎选择。

03　继发性骨关节炎患者平时应如何调理

继发性骨关节炎患者平时要注意调理。因为继发性骨关节炎属于慢性疾病，一般需要反复治疗，所以患者一定要保持良好的耐心。患者平时要多加休息，坚持服药，护理好关节，做好活血化瘀措施，服用一些钙片，这样才能更好地减轻关节疼痛。

04　治疗骨关节炎的非甾体抗炎药有哪些

非甾体抗炎药是一类不含甾体结构的抗炎药，包括阿司匹林、对乙酰氨基酚、吲哚美辛、萘普生、萘丁美酮、双氯芬酸、布洛芬、尼美舒利、罗非昔布、塞来昔布等，具有抗炎、抗风湿、止痛、退热和抗凝血等作用，在临床上广泛用于骨关节炎、类风湿性关节炎、多种发热和各种疼痛症状的缓解。

05　非甾体抗炎药治疗关节炎的原理是什么

非甾体抗炎药是相对于甾体抗炎药而言的。非甾体抗炎药与甾体抗炎药的主要区别在于，前者不含糖皮质激素，后者含糖皮质激素。甾体抗炎药和非甾体抗炎药都具有良好的镇痛、解热、抗炎作用，但由于甾体抗炎药中的糖皮质激素可能会引起水、盐、脂肪、蛋白质和糖类物质的代谢紊乱，一般不被用于骨关节炎的治疗。另外，无论是非甾体抗炎药还是甾体抗炎药，大多都被用于骨关节炎或皮肤过敏一类的无菌性炎症。非甾体抗炎药和甾体抗炎药的主要功能都是通过影响人体激素水平来改善炎症。

非甾体抗炎药的作用原理：骨关节之所以会产生无菌性炎症，主要是因为软组织损伤导致细胞内的化学物质释放，这些化学物质不仅会刺激神经引发疼痛，还会促使人体分泌凝血素等激素类物质,而这些物质会集结于损伤部位导致水肿和血肿，使关节炎症状加重。非甾体抗炎药可减少导致疼痛的物质的释放，同时阻断那些导致水肿的激素的产生，从而起到镇痛、抗炎的作用。很多人可能会认为，疼痛和水肿是人体的本能，非甾体抗炎药只能治标而不能治本，应该少用为好。其实不然，水肿和疼痛确实是人体遭受创伤后的正常反应，但这些反应同时也会使我们的精神状态变差，还会影响伤口的愈合，故在规避不良反应的前提条件下，需要结合药物进行治疗。

06 非甾体抗炎药的不良反应有哪些

非甾体抗炎药具有抗炎、镇痛、抗风湿、解热等作用，是目前用量最大的药物之一（全世界每天有 3000 万 ~ 4000 万人次使用非甾体抗炎药）。近 10 年来，不同剂型和化学结构的新型非甾体抗炎药大量涌现，为临床医师用药提供了更多的选择，但一些不良反应也随之而来，如这类药物可引起胃肠道不良反应、心血管不良反应及肝肾损伤，严重者需要住院治疗，甚至可造成死亡等。

在我国，非甾体抗炎药的使用十分普遍，其不良反应中肝功能异常最常见，其次为胃肠道不良反应。非甾体抗炎药可引起消化不良，恶心，上腹疼痛，结肠炎及食管炎，其中最严重的表现为胃十二指肠溃疡、糜烂及胃肠穿孔和出血。长期服用非甾体抗炎药者胃溃疡的发生率提高 5 ~ 10 倍，其中胃肠穿孔和出血者占 3%。因此，应用非甾体抗炎药的胃肠道安全性受到广泛关注。

07　应用非甾体抗炎药的注意事项有哪些

长期应用非甾体抗炎药者，应定期检查大便隐血及血常规。用药期间，不服用酸性饮料或含咖啡因的饮料，并且还应戒烟、忌酒。临床使用此类药物时，要注意可能引起的不良反应，尽量避免不良反应的发生。

08　双氯芬酸的适应证、禁忌证和不良反应是什么

（1）适应证：临床用于风湿性及类风湿性关节炎、强直性脊柱炎、骨关节病，也适用于各种中等疼痛，如术后和创伤后疼痛，以及各种炎症所致的发热等；还用于急性痛风及癌症、软组织损伤、术后疼痛。

（2）禁忌证：①有活动性消化性溃疡，或以往应用双氯

芬酸引起过严重消化道病变（如溃疡、出血、穿孔）者；②因水杨酸或其他前列腺素合成酶抑制剂而诱发的哮喘发作、荨麻疹及过敏性鼻炎者；③对双氯芬酸或其他非甾体抗炎药过敏者。

（3）不良反应：①偶见胃肠道不适（如上腹疼痛、恶心、呕吐、腹泻等），头痛、头晕、眩晕，皮肤红斑或皮疹；②罕见胃肠道出血、消化性溃疡、嗜睡、肝功能异常（包括黄疸型肝炎）、水肿、出现过敏反应（如荨麻疹、皮疹、支气管痉挛等）或类过敏样反应（包括低血压）；③个别病例可有视觉障碍（视物模糊、复视）、耳鸣、失眠、烦躁、惊厥、疱疹、湿疹、多形性红斑、脱发、光敏反应等，以及急性肾功能不全、尿异常（如血尿）、间质性肾炎、肾病综合征、血小板减少、白细胞减少、粒细胞缺乏、溶血性贫血、再生障碍性贫血、急性重型肝炎；④局部使用后可有瞬间轻度刺痛、烧灼感，无须处理。

09　塞来昔布的适应证、禁忌证和不良反应是什么

（1）适应证：急性期或慢性期骨关节炎与类风湿性关节炎。

（2）禁忌证：①出血性紫癜者；②对本品和其他非甾体抗炎药或磺胺类过敏者、哺乳期女性、孕妇；③有过敏反应史（如过敏性休克、皮疹、荨麻疹、血管性水肿、支气管痉挛、严重鼻炎病史）者；④严重肝肾功能不全者；⑤哮喘患者。

（3）不良反应：主要有头痛、眩晕、便秘、恶心、腹痛、

腹泻、消化不良、胀气、呕吐等。

10　糖皮质激素有哪些

糖皮质激素是机体内极为重要的一类调节激素，对机体的发育、生长、代谢及免疫功能等起着重要调节作用，是机体应激反应最重要的调节激素，也是临床上使用最为广泛而有效的抗炎和免疫抑制剂。在紧急或危重情况下，糖皮质激素往往为首选。临床常见的糖皮质激素类药物有泼尼松、甲泼尼松、倍他米松、丙酸倍氯米松、泼尼松龙、氢化可的松、地塞米松等，具有抗炎、抗毒、抗过敏、抗休克、非特异性抑制免疫及退热等多种作用，可以防止和阻止免疫性炎症反应和病理性免疫反应的发生，对任何类型的变态反应性疾病几乎都有效。

11　糖皮质激素适用范围是什么

糖皮质激素属于类固醇激素（甾体激素）。生理剂量糖皮质激素在体内作用广泛，不仅为糖、蛋白质、脂肪代谢的调控所必需，还具有调节钾、钠和水代谢的作用，对维持机体内外环境平衡起着重要作用。药理剂量糖皮质激素主要有抗炎、免疫抑制、抗毒和抗休克等作用，可用于内分泌系统疾病、风湿性疾病和自身免疫病、呼吸系统疾病、血液系统疾病、严重感染或炎性反应、重症患者（休克）、异体器官移植、过敏性疾病、神经系统损伤或病变、慢性运动系统损伤的治疗，还可防治某些炎性反应后遗症。

12　糖皮质激素的不良反应是什么

糖皮质激素虽然对缓解急性症状有效，但其不良反应也不容忽视。常见的不良反应如下：

（1）水、盐、糖、蛋白质及脂肪代谢紊乱。表现为库欣综合征，出现满月脸、水牛背，痤疮、多毛，高血钠和低血钾、高血压、水肿、高血脂、高血糖或使糖尿病加重，肾上腺皮质功能减退甚至萎缩，闭经，肌肉消瘦、无力，骨质疏松、股骨头坏死和精神症状等。

（2）减弱机体抵抗力。

（3）阻碍组织修复，延缓组织愈合。

（4）抑制儿童生长发育。

13　使用糖皮质激素的注意事项有哪些

大剂量使用糖皮质激素者不宜受孕。孕妇慎用糖皮质激素。哺乳期女性应用生理剂量或维持剂量的糖皮质激素对婴儿一般无明显不良影响。但若哺乳期女性接受中等剂量、中程治疗方案的糖皮质激素时不应哺乳，以免经乳汁分泌的糖皮质激素对婴儿造成不良影响。儿童长期应用糖皮质激素应注意密切观察其不良反应，以避免或降低糖皮质激素对患儿生长和发育的影响。老年患者使用糖皮质激素易发生高血压和骨质疏松，更年期后的女性使用糖皮质激素易发生骨质疏松。

14 骨关节炎患者口服激素后出现骨质疏松怎么办

长期口服激素出现骨质疏松，一方面要及时补钙，另一方面要根据病情尽量降低激素的剂量，同时注意保护，避免骨质疏松引起的病理性骨折。适当加强体育锻炼，多晒晒太阳，以促进钙质的吸收，必要时需要遵医嘱口服一些补钙类的药物来补充钙质。另外，患者也要及时调整饮食结构，多吃一些富含钙质的食物，比如牛奶、鸡蛋、瘦肉等。

15 骨关节炎患者能否行关节腔内激素灌注治疗

一般认为，对非甾体抗炎药治疗无效的患者或不能耐受非甾体抗炎药治疗、持续疼痛、炎症明显者，可在关节腔内注射糖皮质激素。但该类药物有破坏软骨细胞合成和减少糖蛋白等不良作用，若长期使用，可加剧关节软骨损害，加重症状。因此，不主张随意选用关节腔内注射糖皮质激素治疗，更反对多次反复使用此法进行治疗。在行关节腔内激素灌注治疗时建议同时进行补钙治疗，避免激素的不良反应。

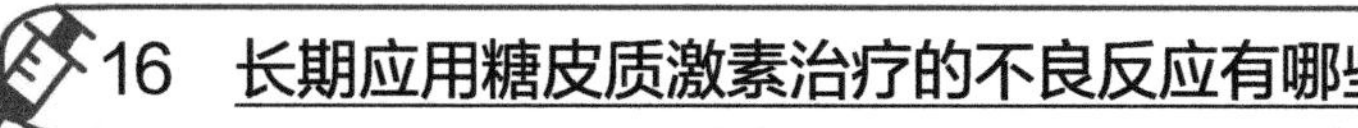

16 长期应用糖皮质激素治疗的不良反应有哪些

（1）长期大量应用糖皮质激素引起的不良反应：满月脸、水牛背、高血压、多毛、皮肤变薄等，为糖皮质激素引起的代谢紊乱所致；诱发或加重感染，主要原因为激素降低了机体对病原微生物的抵抗力；诱发或加重溃疡病；诱发高血压和动脉硬化；骨质疏松、肌肉萎缩、伤口愈合延缓；诱发精神病和癫痫；抑制儿童生长发育；出现负氮平衡、食欲增加、低血钙、高血糖倾向和消化性溃疡。

（2）停药反应：长期用药者减量过快或突然停药，可引起肾上腺皮质功能不全；当久用糖皮质激素后，可致皮质萎缩，突然停药后，如遇到应激状态，可出现反跳现象等诸多不良反应。

17 注射透明质酸钠治疗骨关节炎的适应证和不良反应是什么

透明质酸钠又名玻璃酸钠。注射透明质酸钠的适应证为变形性膝关节病、肩周炎。

不良反应：可能会出现休克症状，故应注意观察，若出现异常立即停药，并适当处理。偶尔出现荨麻疹、皮肤瘙痒感，应停药，并适当处理。有时出现疼痛、肿胀，偶尔出现水肿、发红或有热感、局部重压感，应停药，并适当处理。

18　不同时期骨关节炎的治疗侧重点是什么

根据病情的进展，骨关节炎可分为不同阶段，且不同阶段治疗侧重点各不相同。临床上常将骨关节炎分成早期、中期及晚期三期。

（1）早期骨关节炎。首先建议进行规律适度的体育锻炼，如走平路、游泳等，减少爬山、爬楼及下蹲等可能磨损关节的运动。对于体重较重的患者，要积极减轻体重。同时开始口服对乙酰氨基酚，如果对乙酰氨基酚治疗无效，说明病情已开始向中期进展。

（2）中期骨关节炎。首先考虑口服非甾体抗炎药，其是骨关节炎患者缓解疼痛、改善关节功能最常用的药物，包括局部外用药物和全身应用药物。在使用口服药物前，建议先选择局部外用药物，尤其是老年人，可使用各种非甾体抗炎药的凝胶贴膏、乳胶剂、膏剂、贴剂等，如氟比洛芬凝胶贴膏。局部外用药物可迅速、有效缓解关节的轻度、中度疼痛，其胃肠道不良反应轻微，但需注意局部皮肤不良反应的发生。对中度、重度疼痛可联合使用非甾体抗炎药局部外用药物与口服非甾体抗炎药物。全身应用药物，根据给药途径可分为口服药物、针剂及栓剂，最常用的是口服药物。对非甾体抗炎药治疗无效或不耐受者，可使用阿片类镇痛剂、对乙酰氨基酚与阿片类药物的复方制剂。但需要强调的是，阿片类药物的不良反应和成瘾性发生率相对较高，建议谨慎使用。关节腔内注射药物可有效缓解疼痛，改善关节功能。比如注射糖皮质激素起效迅速，短期缓解疼痛效果显著；注射透明质酸钠也可改善关节功能、缓解疼痛，安全性较高，可减少镇痛药物用量，每周 1 次，连用 5 周。但要注意的是，该方法是侵入性治疗，会对关节软骨产生不良影响，可能会增加感染的风险。比如，反复多次关节腔内注射激素会对关节软骨产生不良影响，建议每年应用最多不超过 3 次，注射间隔时间不应短于 3 个月。

（3）晚期骨关节炎。保守治疗无效时，要积极考虑手术治疗。目前效果最佳的手术方式为关节置换术，其他手术方式如关节融合术等，效果较关节置换术相差较大，已很少在临床上使用。行关节置换术的目的是缓解患者疼痛，矫正关节畸形，恢复关节功能，使患者恢复正常生活。对于老年人来说，积极的手术治疗可以有效帮助其恢复日常生活，避免因疼痛及活动障碍导致要扶拐或坐轮椅，有效减少因缺乏运动导致的心肺功能障碍及精神问题发生。

19 骨关节炎的预后如何

大部分骨关节炎患者在通过积极的治疗之后预后都是非常好的，但是该病有一定的致残率，少数患者可能会出现功能障碍，甚至严重的关节畸形。因此，一旦发现骨关节炎一定要及时采取治疗措施，除了要采取非药物治疗方式之外，还需要进行药物治疗。

20　骨关节炎需要使用抗生素治疗吗

现在很多人一听到“炎症”“发炎”等字眼，就认为是感染了，于是下意识地觉得需要服用抗生素。抗生素的确是日常生活中人们最熟悉的药物之一，它的应用显著降低了细菌性感染的病死率和并发症的发生率，对人类健康和社会发展起到了巨大作用。然而，并不是所有的炎性疾病都需要用抗生素来治疗。

抗生素主要用于治疗各种细菌感染或致病微生物感染类疾病。骨关节炎是一种慢性炎症，虽然也被称为炎症，但不是细菌感染引起的，多是无菌性炎症，所以即使服用抗生素治疗也没有效果。用抗生素治疗，只限于消炎止痛，解决不了根本问题，而盲目使用抗生素不但没有效果，长期用药还会引起细菌耐药、真菌感染等。骨关节炎大多数发生在老年人身上，这跟年龄大了，身体各种组织都发生老化有关。关节内的软骨老化后会使关节表面不光滑，甚至使软骨面消失，加上关节周边的增生，从而影响关节的活动，出现关节不灵活、关节疼痛、活动时疼痛加重等症状。这种由人体组织老化而引起的骨关节炎，吃抗生素是没有用的，相反还会对老年人的肝肾产生不良影响。

21 关节需要添加“润滑剂”吗

我们都知道汽车需要定期保养，骨关节和汽车一样需要时常添加“润滑剂”。在膝关节疾病中，常见膝关节软骨的损伤和退行性改变。对于软骨的病变，可用透明质酸钠进行治疗。透明质酸钠主要用于治疗膝关节的骨关节炎和髌骨软化。透明质酸钠属于黏弹性的物质，可以帮助修复受损的软骨，增加关节润滑度，所以骨关节炎患者注射透明质酸钠可以减轻疼痛、恢复肌肉力量。透明质酸钠治疗膝骨关节炎没有副作用，每周注射 1 次，5 次为 1 个疗程，注射后不影响膝关节活动。如果有效果，第二年出现疼痛之后可以继续注射。

22 如何补充“润滑剂”

关节腔内注射关节润滑剂：透明质酸钠是广泛存在于人体内的生理活性物质，是由葡萄糖醛酸和乙酰氨基己糖组成双糖单位聚合而成的一种糖胺聚糖，为关节滑液的主要成分，是软骨基质的成分之一。透明质酸钠在关节腔内起润滑作用，可减少组织之间的摩擦，同时发挥弹性作用，缓冲应力对关节软骨的作用，发挥应有的生理功能。关节腔内注入高相对分子质量、高浓度、高黏弹性的透明质酸钠，能明显改善滑液组织的炎症反应，提高滑液中透明质酸钠含量，增强关节液的黏稠性和润滑功能，保护关节软骨，促进关节软骨的愈合与再生，缓解疼痛，增加关节活动度。具体用法为每周 1 次，每次 1 支（2 mL/ 支或 2.5 mL/ 支），5 周为 1 个疗程。有关节积液时应先将积液抽出，再注射药物。主要不良反应为个别患者注射部位可出现疼痛、皮疹、瘙痒等症状，一般 2 ~ 3 天内可自行消失，若症状持续不退，应停止用药，并进行必要的处理。

23 骨关节炎可以行哪些手术治疗

根据患者具体情况，经非手术治疗无效者，可以选择手术治疗。关节冲洗术和关节清理术不能明显改善关节功能和缓解症状，只能起到类似安慰剂的作用。合并半月板损伤及关节游离体的患者可以选择关节镜手术。经非药物治疗和药物治疗相结合疗法后疼痛未明显缓解、功能未改善者，应考虑行关节置换术。对临床症状严重、功能受限明显、生活质量降低的患者而言，关节置换术比非手术治疗更有效。

24 骨关节炎患者手术治疗后的注意事项有哪些

患者术后要静心修养，千万不能运动，半年后才可以进行轻微的锻炼，不能做剧烈的运动，要循序渐进，注意锻炼的力度要适当，不能勉强，防止造成关节新的损伤。在锻炼的时候一定要遵从医生的意见，在医生的指导下进行康复训练。同时要多吃一些营养食品来补充营养，也可以吃一些中药或者西药来辅助康复。更重要的是，一定要放松心态，以平静的心境去面对困难，不要因为疾病让自己变得暴躁，这样对病情的恢复是很不利的。

此外，患者在进行康复训练的同时，还可以做一些相关的按摩进行辅助治疗。因为术后的关键部位会有部分瘀血，这些瘀血会导致疼痛，而按摩可以帮助血液循环，减少疼痛感，缩短康复时间。

25 什么是骨关节炎封闭针疗法

很多骨关节炎患者都有过打封闭针的经历，这种疗法不需要住院，在门诊就可完成，简便快捷。这种治疗方法最主要的作用就是消炎止痛。打针后 15 分钟内，患者应密切观察注射部位是否红肿，有无过敏反应。打针后 3 天内，患者应避免注射部位运动，防止沾水，保持皮肤清洁。

打封闭针需要注意两个方面：首先，要严格选择适应证。打封闭针适用于骨关节炎等具有明显局部痛点的病症，而不适用于身体大面积弥漫性疼痛者。其次，要准确定位，打对地方，效果才能立竿见影。

26 什么是关节镜手术

关节镜手术是将具有照明装置的透镜金属管通过很小的切口插入关节腔内，并在监视器上将关节腔的内部结构放大，以观察关节腔内的病变情况及部位，同时在监视画面下进行全面检查和清理病损部位的手术方法。关节镜手术是一种微创手术，同时具有诊断和治疗两种功能。

27　关节清理术对骨关节炎的帮助有哪些

关节清理术是治疗骨关节炎的一种偏保守的手术方法，目的是将关节内位于软骨边缘碰撞关节面的骨赘予以切除，摘除关节内游离体，切除炎性增生的关节滑膜，修整不光滑的关节软骨面，切除关节内已损毁的结构，减少关节内的磨损，从而达到缓解临床症状和延缓病变发展的目的。

28　关节镜下膝关节清理术能根治骨关节炎吗

骨关节炎是一种退行性疾病，是年龄增大、骨关节反复磨损后导致的，表现为关节面软骨的损伤和关节下骨质硬化、骨囊性骨质疏松、关节处骨赘形成。骨关节炎早期的治疗一般是予以软骨保护药，如硫酸氨基葡萄糖（具有缓解症状和改善功能的作用），同时长期服用可以延迟疾病结构性进展的药物，而中期则予以关节镜治疗。1988 年杰克逊等提出在关节镜下冲洗掉退化的软骨及炎症因子，可使患者的疼痛症状得到明显缓解。关节清理术多采用关节切开或关节镜来进行，除掉松动的软骨和其他位于发炎关节的碎片，并磨削骨赘、退行性改变严重的半月板、关节软骨和滑膜组织，反复冲洗关节腔，从而改善关节腔内环境，起到缓解症状的作用。

迄今为止，对骨关节炎的一切治疗都是改善疼痛症状。关节的清理和冲洗在骨关节炎早期效果比较好，可以稀释和除去引起骨关节炎发生的酶，并且除去破裂的半月板和游离体，虽然无法根治，不能中止也不能逆转本病的发生或发展，但是可以改善患者一段时间的生活质量。

29 什么是关节置换术

关节置换术是用人工制造的关节代替疼痛且丧失关节功能的关节的一种医学治疗方法，常用于膝、髋等关节。关节置换时要先去除关节表面骨质，再截骨，然后放置人工关节替代原有的关节，从而缓解关节疼痛、改善关节功能、提高患者生活质量。

30 关节置换术的利与弊分别是什么

（1）关节置换术的益处：人工关节作为一种器官替代物，置换后能快速缓解关节疼痛，纠正关节畸形，恢复关节功能，提高患者生活质量。行人工关节置换术后，患者可以恢复正常的工作生活和社交活动，除了医生认为不能或者不建议从事的剧烈对抗性活动以外，患者可以进行慢跑、游泳、打高尔夫球等各项运动。

（2）关节置换术的弊端：尽管目前人工关节置换术成功率较高，但部分患者仍会发生诸多并发症，如人工关节假体松动，人工关节机械性失败，深静脉血栓形成和肺动脉栓塞，人工关节置换术后假体周围感染，术后神经损伤、血管损伤、假体周围骨折，人工关节置换术后关节不稳定、关节僵硬，人工关节置换术后疼痛等。

31 哪些人不适合行关节置换术

关节置换术的禁忌证：

（1）患者有严重的内科疾病，如高血压、心脏病、糖尿病、心肺功能衰竭、严重的下肢静脉血栓等；不适于近期做手术的患者；手术风险比较高的患者。

（2）患者关节周围的肌肉无力。这样的患者即使做了手术，关节的功能也会很差。因此，如果关节周围相应肌群的肌力达不到要求的话，是不能做人工关节置换术的。

（3）行人工关节置换术要求关节周围没有明显的感染病灶，比如关节周围皮肤的疖、痈，关节近期有类风湿性关节炎、有化脓性感染。患有其他脏器的感染病灶，比如肺炎、泌尿系感染、下肢水肿等，也是手术的禁忌证。

32 骨关节炎患者发作期如何治疗

（1）急性期应注意休息、理疗，如离子透入、透热等理疗法，可消肿镇痛，缓解症状。

（2）推拿、按摩、针灸、牵引、中药熏蒸和中药敷贴可缓解症状。

（3）腰围及支具固定，有稳定和预防畸形发生的作用。

（4）药物治疗：服用消炎镇痛剂可减轻症状；中药独活寄生汤亦可配用；服用软骨保护剂，如硫酸软骨素、硫酸氨基葡萄糖等；注射透明质酸钠，在关节腔内起润滑作用。

33 老年骨关节炎患者治疗过程中的注意事项有哪些

（1）应尽量减少关节的负荷和大幅度活动，以延缓病变的进程。

（2）肥胖的人应减轻体重，以减少关节的负荷。

（3）下肢关节有病变时可用拐杖，以减轻关节负担。

（4）发作期应遵医嘱服用消炎镇痛药，尽量饭后服用。关节局部可热敷。

（5）病变的关节应用护套保护。

（6）注意天气变化，避免受湿、受冷。

（7）多吃一些含硫和含组氨酸的食物，多吃一些富含维生素的食物。

第七章　骨关节炎患者的饮食与运动

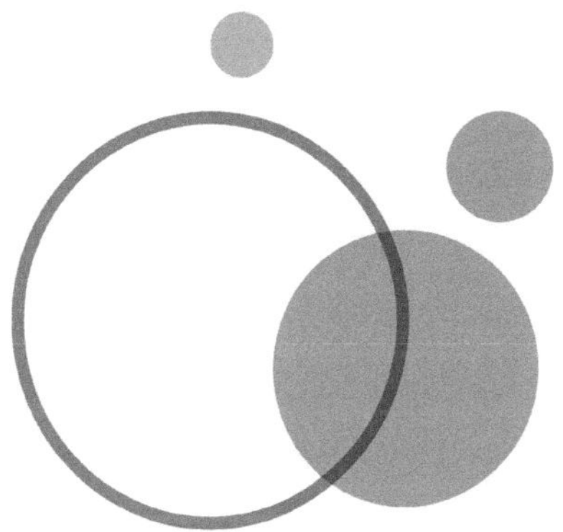

01　骨关节炎饮食治疗有何意义

骨关节炎是人体关节发生的退行性病变，典型的症状是关节疼痛。除药物治疗与采用各种方法减轻关节的负荷外，还可通过饮食调理，提高免疫力，对抗疾病，增加骨密度，增强骨的韧性。

02　骨关节炎患者的饮食原则是什么

（1）多食富含抗氧化剂的食物。

（2）选择高维生素、高营养、高蛋白饮食。

（3）控制油脂的摄入量，保持低盐、低脂饮食，避免辛辣刺激之品。

03　诱发骨关节炎的食物有哪些

（1）辛辣刺激食物。含辣椒的食品会使循环血量剧增、心跳加快，使人烦躁不安，不适感增强。

（2）高甜食物、草酸含量高的食物（如菠萝、红薯、芹菜等）。这些食物吃多后会使体内某些物质代谢失调，加重疼痛感；草酸能与钙结合形成草酸钙，使人体对钙的吸收减少。

（3）高脂肪、高热量、生冷油腻的食物。肥胖是骨关节炎的危险因素，因肥胖者的骨关节要承受更大的重量，使关节结构加速磨损、老化。高脂肪、高热量、生冷油腻的食物易导致肥胖，并且这类食物在体内氧化时能产生一种酮体，此酮体过量会引起物质代谢失调，强烈地刺激关节。

04 哪些食物可以帮助对抗关节炎

（1）大豆制品。大豆制品富含大豆异黄酮、维生素E和钙，可缓解关节炎引起的疼痛。

（2）甜椒。一个甜椒所含的维生素C是人体每日所需量的2倍，此外，甜椒还含有丰富的维生素B_6和叶酸，可以缓解关节炎带来的疼痛。

（3）香蕉。香蕉富含钾，能帮助人体消化吸收。

（4）虾。虾富含维生素D，90 g虾中维生素D含量相当于一杯牛奶中维生素D的含量。虾还含脂肪酸、维生素C、铁、维生素B_{12}。

（5）绿茶。绿茶中含有丰富的茶多酚，能有效缓解关节炎引起的疼痛。

（6）三文鱼。三文鱼含有健康脂肪、钙、维生素D与叶酸，不仅对治疗关节炎有益，还可以保护心血管系统。

（7）奶酪。奶酪含有丰富的钙，对骨骼、肌肉和关节组织有益。

05　骨关节炎急性期患者如何选择食物

骨关节炎急性期患者饮食应清淡且多样化，以新鲜为宜，避免辛辣刺激、含防腐剂食品，忌饮酒、碳酸饮料，少饮浓茶与咖啡。

06　骨关节炎患者如何选择钙制品

缺钙容易导致人体骨密度下降，高钙食品可以确保代谢的正常需要。老年人对钙的摄取量应该较一般成年人增加50%左右，故宜多食牛奶、蛋类、豆制品、海产品、各种谷物及坚果等。

07　骨关节炎患者如何选择蔬菜和水果

（1）蔬菜类：可选择黄瓜、白菜、菠菜、莲藕等含植物有机活性碱的食物，它们能迅速排出人体内的酸性物质，使体液达到酸碱平衡，从而预防关节炎。还可选择富含维生素 B_1 和维生素 B_6 等的蔬菜。

（2）水果类：可选择葡萄、苹果、柿子、樱桃、西瓜、无花果等有机活性食物，以及维生素A含量高的食物（如芒果、橘子）。

08 骨关节炎患者能不能饮酒

骨关节炎患者需要长期服用药物治疗，对肝功能有一定的影响，而饮酒会加重肝脏负担。酒精会导致体内的尿酸水平上升，尿酸盐的沉积是导致关节炎发作或者加重关节炎的主要原因之一。饮酒容易导致血管痉挛、血管中的营养物质及氧气减少，关节炎局部病变的部位得不到氧气及营养物质的供应，不能有效促进关节功能恢复。因此，不建议骨关节炎患者饮酒。

09 不同证型骨关节炎患者如何选择饮食

（1）肝肾亏虚证：宜食补益肝肾、强筋健骨的食品。中医认为黑色属水，水走肾，肾主精血，肾脏得到滋养，身体气血也会充足。黑豆作为黑色食物，味甘，性平，能够补肾养肾、滋养健血，且黑豆皮能够提高机体对铁的吸收。

（2）寒湿痹阻证：宜食温经散寒的食品。薏苡仁性寒，味甘，含有丰富的膳食纤维与维生素 E，可清除体内自由基；干姜性热，可起到温经散寒的功效。

（3）湿热阻络证：宜食清热、利湿、通络的食品。赤小豆味甘、酸，性平，入肾经、心经，有利尿消肿、减毒排脓的功效。

（4）痰瘀互结证：宜食化痰祛瘀的食品。萝卜性寒，味辛、甘，可消积滞、清热化痰，同时含一定数量的矿物质。

10　骨关节炎患者宜食抗氧化食物吗

人体内如果有过多的自由基，它们将会侵袭或摧毁关节组织，且关节炎本身也可能引发和加速新的自由基形成。在骨关节炎的治疗中使用抗氧化剂是可以对抗自由基、减轻关节症的。含维生素 A、维生素 C、维生素 E 及胡萝卜素的食物，如杏、桃、芒果、橙、奇异果、葡萄、葵花子、腰果、花生等都是抗氧化食物。

11　骨关节炎患者宜食黄酮含量高的食物吗

黄酮含量高的食物能有效帮助患者降低疾病发作的频率，缓解关节炎症状，有利于关节功能的恢复。柑橘、草莓等食物黄酮含量较高。

12　骨关节炎患者宜食含硫元素和组氨酸的食物吗

骨骼、软骨和结缔组织的修复与重建都要以硫元素为原料，同时硫元素也有助于钙的吸收；组氨酸有利于清除机体过剩的重金属。因此，骨关节炎患者宜食含硫和含组氨酸的食物。含硫元素的食物有莴笋、鸡蛋、大蒜、洋葱、卷心菜等，含组氨酸的食物有稻米、小麦和黑麦等。

13 骨关节炎患者能吃草酸含量高的食物吗

海参、海鱼、海带等海产品含有一定量的草酸。草酸被身体吸收后会在关节中形成尿酸结晶，使骨关节炎的症状加重；草酸易与钙结合形成草酸钙，使钙的吸收受影响。因此，骨关节炎患者应少吃草酸含量高的食物。

14 哪些饮食可预防骨关节炎

（1）适当补充钙剂。

（2）多喝牛奶，并多晒太阳，因为体内钙的转化需要借助阳光。

（3）推荐患者多服用富含葡萄胺的食物，如虾、蟹的外壳等。

15 骨关节炎患者的饮食如何烹饪才合理

众所周知，科学的烹饪方法能让食物色、香、味俱全，还能减少食物中的营养素流失。那么我们应如何烹饪才合理呢？首先，各种食物应先清洗然后再切，以减少水溶性营养素（如维生素 C、叶酸、黄酮类物质等）的氧化或流失。其次，食物炒前可用蛋清液或水淀粉挂浆，这样不但可以锁住食物里的水分与营养素，还可以避免蛋白质与维生素因高温被过多破坏。最后，旺火快炒，可以减少烹饪时间，使营养素丢失相对较少。

16 肥胖的骨关节炎患者应如何控制饮食

患者应适量运动，调节饮食结构，控制饮食量。患者可以改变一日三餐的饮食习惯，采用少食多餐的方式控制饮食，在感觉饿前吃东西，可以是一个苹果或一碗水煮菜，主要以蔬果为主。但减肥不可急于求成，一般以每周减轻 250 ~ 500 g 为宜。体重控制在正常范围后，仍需坚持合理饮食。

17 骨关节炎患者能运动吗

骨关节炎患者能否运动取决于病情的严重程度，如骨关节炎急性期、关节肿胀的患者需要限制活动。短暂的休息有利于关节肿胀的消退，同时能减轻炎症，从而减少对关节的损伤。关节疼痛、肿胀时，可以在疼痛能够忍受的范围内尝试轻柔地活动关节，以保持关节的灵活性。缓解期患者可在医师指导下做一些低强度运动，如步行、游泳等，以增强肌肉力量，改善关节功能。

18 骨关节炎患者运动的原则是什么

骨关节炎患者通过适度的运动锻炼可改善关节功能和体能。在运动时应掌握不负重的原则，以增强肌肉力量，增加关节活动度为目标，达到增加耐受性、减轻疲劳、增强抵抗疾病综合能力的目的，从而防止病变进展。应该坚持运动，循序渐进，逐渐增加运动时间和运动强度。患者根据具体情况，在病变关节的活动范围以内自主锻炼，包括增加关节活动度、增强关节周围肌力及增加耐力等。症状重者，开始时只能进行肌力收缩锻炼而不活动关节，要循序渐进、逐渐加大动作的幅度；先选择不负重的形式进行锻炼，待疼痛基本消失后再做负重锻炼。

19 运动对骨关节炎患者的重要性有哪些

骨关节炎患者通过运动可以提高关节的活动能力，改善关节活动度和关节周围肌肉的力量，提高关节的稳定性，减少关节软骨磨损。运动还可减轻体重，从而减轻关节负担，改善患者生活质量。早期患者由于症状较轻，更需要以运动锻炼的方式来控制骨关节炎症状。运动对骨关节炎患者是非常重要的，但是必须选择正确的运动方式。

20　骨关节炎患者的合理运动方式有哪些

骨关节炎患者如果在运动后疼痛加重，则不主张进行户外运动，可在家里或者院子里适当活动；尽量不要负重，因负重会加重症状。严重者可以在床上进行功能锻炼。患者可适当进行有氧活动，比如游泳、平地散步等，这些运动不会对患者关节造成较大的影响，还可以锻炼关节功能。患者还可以做一些局部理疗，如推拿、按摩、热敷等，以促进局部血液循环，改善症状。患者要尽量避免关节负重大的运动方式，如下蹲、爬山、爬楼梯等。

21　骨关节炎患者能进行无氧运动吗

一般不建议骨关节炎患者进行无氧运动。因为无氧运动大部分都是负荷强度高、爆发力强的运动，所以骨关节炎患者一般不能耐受，且还易致肌肉疲劳、酸痛及呼吸急促。

22　骨关节炎患者为什么要选择有氧运动

骨关节炎好发于膝、髋等下肢关节，而高强度运动（一般为无氧运动）会加重关节负担，从而加重病情。有氧运动对人体健康有很多好处，能减少患者心血管疾病的发生风险，帮助减肥，改善生活质量，改善情绪和睡眠模式，从而减轻症状，改善病情。

23 骨关节炎患者常见的功能锻炼方法有哪些

（1）四步练功法。①直腿抬高练习：仰卧，患膝伸直抬高足跟 30 ~ 40 cm（相当于健侧足尖的高度），尽量维持，重复练习，每组 10 ~ 15 次。每天练习，如果一次可坚持 1 分钟，可进行下一步的练习。②负重直腿抬高练习：动作同上，在足部上负担一定的重量，可从 1 kg 开始，逐渐增加到 5 kg。如果可坚持 1 分钟，可进行下一步的练习。③负重短弧练习：患者坐在床边，患膝下面垫一枕头，屈膝 30° ，患足负重从 5 kg 开始，逐渐增加到 10 kg，做抬腿伸直练习。如果可坚持 1 分钟，可进行下一步的练习。④负重长弧练习：患者坐到床边，屈膝 90° ，小腿下垂，患足负重从 10 kg 开始，逐渐增加到 20 kg，做抬腿伸直练习。如果可坚持 1 分钟，说明基本达到正常状态。

（2）坐位伸膝练习：患者坐在床上，患膝尽量伸直，足背伸展，同侧手向下按膝，对侧手屈腰摸足。

（3）坐位垂膝摆动屈伸练习：患者坐在床上，患肢小腿下垂，以健肢帮助按压患肢，增加屈曲角度。

（4）仰卧屈膝练习：仰卧床上，患肢屈髋 90° ，患膝尽量屈曲，以健肢协助按压患侧小腿以增加膝关节的屈曲角度。

（5）跪位屈膝练习：患者跪坐在床上，自行向后跪压以增加屈膝的角度。

（6）平躺蹬三轮：每天早、晚躺在床上，模仿蹬三轮车的动作。平躺的姿势可减轻受损关节的负担。

（7）靠墙半蹲练习：靠墙站立，膝髋关节弯曲不小于 90°，做半蹲状，坚持 10 秒后站起，休息片刻再下蹲，10 ~ 20 次为一组。

（8）不负重下肢关节主动屈伸：仰卧，一侧下肢伸直，另一侧下肢屈膝、屈髋使大腿尽量靠近胸部，然后交替练习另一侧下肢。

24 膝骨关节炎患者康复锻炼操怎么做

（1）静力绷腿：坐在椅子上，用力收缩大腿前面的肌肉（即股四头肌）至感到发酸，以髌骨移动为度，然后放松，重复 50 次左右。

（2）坐位抬腿：坐在椅子上，将腿伸直抬高，坚持 3 ~ 5 秒后放下，重复 50 次左右。

（3）坐位踩地：坐在椅子上，左右脚交替踩地，每次坚持 5 秒，重复 50 次。

（4）内收外放：坐在椅子上，将双手掌背相对放在两腿之间，双腿内收夹紧，双手外展，坚持对抗 10 秒；再将双手掌心相对，放在大腿外侧，双腿外展，双手内收，持续对抗 10 秒；重复 50 次。

（5）双足争力：坐位，双足跟交叉，下腿向上抬，上腿向下压，相互争力持续 10 秒，双腿交替重复 50 次。

（6）平卧抬腿：平躺在床上或地上，一侧腿伸直，自然放松，另一侧腿伸直勾脚，使脚趾尽可能指向自己，用力收紧股四头肌使膝关节后方向下压，慢慢提高患肢约 30 cm，保持 5 秒，再慢慢回到原来的位置。左右腿交替重复 50 次。可在小腿处放书、枕头之类的重物进行练习。

以上膝关节功能锻炼早、晚各做 1 遍，对减轻或防止膝关节骨性关节病有好处。

25 膝关节、肩关节功能锻炼的方法及注意事项有哪些

锻炼膝关节可以选择仰卧位，把双腿伸直并拢抬起，足跟距离床面 30 cm 左右，坚持半分钟放下，休息几秒之后再接着训练。锻炼肩关节可以进行爬墙、拉单杠、外伸外展等运动。但无论是膝关节还是肩关节的锻炼，都应循序渐进，量力而行，做到科学锻炼。

26 有利于缓解不同部位病变的运动有哪些

罹患骨关节炎时，患者可以进行适当的慢走运动，每天坚持走半个小时左右，走的过程中可以活动各个小关节；可以骑自行车进行锻炼，因为骑自行车时膝关节受力较小，还可以锻炼身体各个关节，但骑车速度不能过快，每天坚持 2 个小时左右就可以。游泳也是骨关节炎患者比较好的锻炼方式，不会使关节承受太大压力，同时还可以增强肌肉的力量。小关节病变

患者可以做抓空、持物等动作；脊柱关节病变患者可以做扩胸运动、弯腰、飞燕动作；膝关节病变患者可以游泳、散步等。但不管做什么锻炼都要适可而止，不能急功近利，不能使身体感到疲乏劳累。

27　骨关节炎患者可以爬山吗

不主张骨关节炎患者爬山。骨关节炎患者在爬山、爬楼梯或者做深蹲运动时，身体对关节的压力是通常情况下的4倍，会加重髌骨关节磨损，加重软骨退行性改变，进而加重关节病情。

28　游泳为什么是骨关节炎患者理想的运动方式

游泳素有“运动之王”的美称。人在水中由于浮力，全身关节受到的压力大大减少。身体浮在水中，关节不受重，所以负荷小；而游泳的动作又能保证关节活动并锻炼到肌肉力量，同时还能更好地提高肌肉协调性，因此游泳是骨关节炎患者理想的运动方式。

29　游泳时应注意什么

（1）热身。游泳前一定要热身。无论采取什么样的热身形式，只要能够让我们的腿部、手臂的肌肉得到充分活动就可以。对于经常出现痉挛的肌肉，我们要事先按摩，以防在水中出现意外情况。

（2）变换练习方式。之所以要变换练习方式，是因为如果我们是初学者，那么动作的枯燥加上不会游泳的挫败感会大大降低我们的动力，因此我们可以尝试变换练习的内容、条件、形式，这样可以增添一些乐趣。

（3）补水。游泳时我们的出汗量非常大，因此在游泳时应该注意补充水分。

（4）饮食。饮食是非常重要的恢复措施，而游泳是一项消耗巨大的运动，游泳之后我们通常会有饥饿感，这个时候我们就要注意补充一些营养物质，比如鸡胸肉、西兰花、牛奶、鸡蛋白、面食都是不错的选择。

（5）杜绝直接下水。如果我们在游泳前未适应水温就直接下水，机体会因没有适应冷环境，容易出现痉挛，继而威胁我们的安全。因此在游泳前，我们最好先适应水温，然后再下水。

（6）杜绝空腹游泳。由于游泳是一项消耗很大的运动，如果我们空腹游泳，此时能量的大量消耗、糖分的减少会使脑部的能量供应不足，从而发生危险情况。

30 膝骨关节炎患者为什么要加强肌力的训练

患膝骨关节炎后，通常医生都会建议患者进行适度规律的运动锻炼。很多患者会发出疑问，自己都疼得无法忍受了，为什么还要进行锻炼，锻炼后症状不是会越来越严重吗？其实不然，适度锻炼不仅能增加肌肉力量，而且可改善关节的柔韧性及加强平衡能力，进而减轻关节疼痛及僵硬，改善关节功能，提高患者整体健康状况和生活质量。

31 骨关节炎患者运动时怎样保护关节

选择合理的关节肌肉锻炼方式既不会加重关节负担，又能锻炼关节肌肉。因此，选择合适的运动方式就是对关节的一种保护。骨关节炎患者运动时应佩戴好护膝、护腕，注意关节保暖，选择合适的鞋子。

第八章　骨关节炎患者日常注意事项

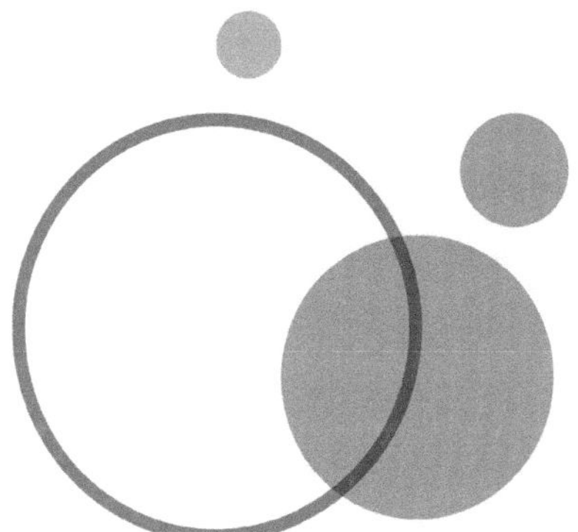

01　骨关节炎患者如何自我评估

骨关节炎患者的自我评估可参考我国于 2016 年自主开发的《图式化膝关节炎患者自我评估问卷》。该问卷包含 14 个项目，患者可每周或每月进行一次评分，以数值衡量疼痛程度。各项目以 0 ~ 10 计分，0 为健康，10 为症状极重。

（1）静息痛：在休息或睡眠时是否疼痛。

（2）启动痛：在变换体位时是否疼痛。

（3）运动痛：在活动时是否疼痛。

（4）天气变化时疼痛：在天气变化时是否疼痛，及其疼痛程度。

（5）关节畏寒：相比您以前的正常情况，寒冷时您是否需要增加衣物保护关节？

（6）关节肿胀程度：您是否发现关节肿大积液？（它反映了您局部炎症程度）

（7）局部皮温：患侧关节是否比健侧关节摸起来热，热得明显吗？（它反映了您局部炎症程度）

（8）晨僵时间：早晨起来您的关节是否有僵硬感，是否需要活动活动才能自如？（活动时间长短反映了晨僵程度）

（9）蹲起：关节炎是否影响了您完成蹲起动作？

（10）上下楼梯：关节炎是否影响了您完成上下楼的动作？

（11）一次性站立时间：关节炎是否影响了您的站立时

间，一次性站立超过 1 小时，还是不足 10 分钟？

（12）一次步行距离：关节炎是否影响了您步行？不论快慢，您一次最长能走多远？超过 3 km，还是不足 500 m？

（13）需要助行器械：您是否因为关节炎在使用助行器械？

（14）做家务：关节炎是否对您的生活产生影响，使您无法或没有信心完成常见家务工作？

02 膝骨关节炎患者日常活动需要注意什么

（1）日常生活中要注意少爬楼梯、少爬山。一方面，爬楼梯时膝关节弯曲度增加，髌骨与股骨之间的压力也相应增加，尤其是下楼时负荷更大。因此，上下楼梯时动作不宜太快，不宜在楼梯上跑、跳；上下楼梯时应侧着身子，双手扶着楼梯扶手，让脚尖先着地，使足弓受一部分的力，加大缓冲距离，可以对膝关节起到一定的保护作用。另一方面，爬山时膝关节除了承受自身体重以外，还要负担下冲的力量，这样的冲击会加大对膝关节的磨损。因此，上山时宜拄一副轻便的越野手杖，下山时最好坐缆车下来；攀爬时最好轻装，不要背、提重物；尽量少爬坡度过于陡峭的山；攀爬过程中若有不适，应立即停止，并减少攀爬次数或直接改为平地运动。

（2）对于喜欢打太极拳的患者，因反复深蹲和长时间盘腿坐是最伤关节的两个动作，而打拳的基本姿势是半蹲状态，故如果不是职业要求或特别喜欢，尤其是膝关节受过伤或体重超标者，建议改行其他健体锻炼方式。

（3）对弹跳力要求高的运动（如打篮球、打羽毛球）也会加重关节负担，应少参加。

（4）运动应持之以恒，循序渐进；平时应注意关节保暖，膝关节有症状的患者可佩戴护膝，以防受伤。

03　骨关节炎患者如何选择和使用辅助器具

骨关节炎患者可以利用一些简单的辅助器具让自己在行走中更加方便，并减轻对关节造成的磨损和伤害。平时在走路过程中使用辅助器具或物品，如用手杖、护膝、步行器、楔形鞋垫等，可减轻受累关节的负荷，对骨关节炎也有护理和改善的效果。

（1）护膝。在很多人心目中，护膝是运动员才需要的物品。但在骨科医生的眼里，天气寒冷时，护膝应该和围巾、手套一样，是大多数人需要配备的物件。护膝的作用主要有两点：一是维持关节稳定和辅助支撑，二是保温。关节保暖工作做好了，血液循环就通畅，对减轻关节疼痛、防止关节炎的发生和发展有一定的作用。护膝还具有辅助治疗和康复的作用。在选择时，夏天宜戴质地较薄，透气性能佳，容易吸汗的护膝。使用时佩戴于膝关节部位，晚间睡眠时取下。有的护膝带有药物或磁铁片，可以改善血液循环，促进局部代谢，缓解肌肉疲劳，疏通经络，祛风除湿，消炎镇痛。使用药物护膝后局部发红，感到灼热，取下后自然消失，属于正常反应，不必处理。若出现药物过敏应立即停用，并去医院就诊，进行抗过敏治疗。药物护膝使用时间太长会失去药效，应及时更换。

（2）选择合适的鞋。骨关节炎患者最好穿松软、鞋底有弹性的鞋，这样可以减轻重力对关节的冲击，减轻关节的磨损。此外，鞋后跟也不要太高，以高出鞋底前掌 2 cm 左右为宜，不要穿高跟鞋。由于老年人是骨关节炎的多发群体，老年人除了要注意鞋后跟的高度外，鞋底要稍宽大一些，还必须有防滑波纹，以免摔倒。鞋子对双脚和背部的舒适度起着重要的作用。鞋底平而薄的鞋子通常会增加背部的不适感。买鞋子时，要选择有优质的脚弓垫并且后跟和脚底下面有大量橡胶或其他柔软材料的鞋子，以减少走路时产生的振动。如果找不到符合这些要求的鞋子，请使用硅树脂或橡胶鞋垫。鞋高度不超过脚踝，大小合适，鞋跟高约 3 cm，脚尖前留有余地，鞋跟稳、平，位于脚跟中心，鞋底柔软有弹性、稳定、着地面积大的鞋子才最适合骨关节炎患者。

（3）怎么选拐杖。骨关节炎患者要减少关节的负重和过度的大幅度活动，下肢关节有病变时可用拐杖或手杖辅助行走，以减轻关节的负担。对于平时散步较多或是长距离行走有困难的老年人，可以选取常见的步行杖、登山杖来辅助步行或者攀登。感觉行走还有困难，可以一手拄一根手杖，通过两个手杖来减轻双下肢的负担，这样对腰部受力也有一定的分担作用。对于能行走、能活动，但是自身稳定性差的中老年人，专家推荐使用底部有四个脚的手杖。这种手杖底端稳定性较好，可以更好地避免摔倒。病情较轻或是仅需要减少下肢负重的老年人使用普通手杖即可。如果是左腿膝关节疼痛，负重有困难，手杖应该拄在右手，这样迈出腿以后，当左腿受力时右手可以帮忙减轻左腿负担，右脚抬起时身体更加稳定。反之，走路的时候会不易站稳。因此，手杖一定要用在不能负重的腿的对侧。拐杖太长或太短都会让使用的人感觉不自然。长了会使身体重心偏上，易导致摔倒，短了则必然造成弯腰前屈，走起路来不舒服、容易累。手杖最恰当的高度应该是人立正站立、两手自然下垂时，从平地到手横纹的距离。

04　生活中关于骨关节炎有哪些误区

（1）重视补钙可以预防骨关节炎。

这是一个误区，补钙针对的是骨质疏松症破坏的骨质，与骨关节炎破坏的关节软骨并不是同一个组织。关节软骨主要是由一些胶原蛋白和葡萄胺合成，补钙对其并没有营养、修复的作用。对于骨质疏松的患者，补钙是效果明显的，而对于骨关节炎的患者，补钙仅对保护关节有一些益处。

（2）锻炼身体可以预防骨关节炎。

如果锻炼的方法是合适的，那么对关节、骨骼都是有好处的；如果锻炼的方法不合适，不但对关节没有好处，反而可能加重关节疾病。有些人日常工作和生活中步行较多，日积月累，到了中老年关节已经有一定程度的磨损了，如果把锻炼身体的运动都集中在关节上，就会加重关节负担。

（3）蹲马步、靠墙蹲可以预防骨关节炎。

有一部分人是不合适做这些动作的。如果做这些动作时关节出现明确的疼痛，那就是一个警示信号，说明有可能不适合这种锻炼方法。

（4）预防骨关节炎，药补不如食补。

骨头汤里的含钙量相较于牛奶要低得多，喝骨头汤既治不了骨关节炎，补钙效果也极其有限。吃猪蹄和凤爪是可以补充胶原蛋白的，但是这两者中软骨合成最关键物质——葡萄胺的含量是非常低的。各类蔬菜里葡萄胺的含量也非常低。虾、蟹中葡萄胺的含量比较高，但并不集中于虾、蟹的可食用部分，富含葡萄胺的多是虾、蟹的壳，所以通过食补很难达到有效的补充。葡萄胺不但可以刺激软骨合成，促进软骨的修复，还可以刺激滑膜分泌滑液，这对关节的保护和运动都是有一定好处的。软骨细胞负责分泌和合成重要结构，它的基质部分叫蛋白多糖聚合物，而葡萄胺可以促进合成蛋白多糖聚合物。中老年人适当地补充葡萄胺是很重要的。若很难通过食物摄取葡萄胺，可以到医院选用一些补充的药物。有骨关节炎的中老年人，一天的葡萄胺补充量在 1500 mg 是合适的。

05 骨关节炎患者应保持哪些合理的生活和工作方式

目前医学上并没有能够有效治愈骨关节炎的方式，保守治疗也只能缓解症状、延缓病情恶化。骨关节炎患者在平时应该注意消除或者避免导致疾病发生或者复发的因素。早期患者需要注意日常防护，如通过合理的关节肌肉锻炼来保护关节；平时须减少关节负重，纠正坐姿；注意关节保暖；减轻体重；等等。同时，患者可配合药物治疗，一般都能控制病情进展，可以正常生活和工作。具体应保持以下合理的生活和工作方式：

（1）养成良好的生活习惯，减轻关节负重。平时提东西最好不要超过 3 kg，也不宜爬高、搬重物，以免加重关节损伤。另外，肥胖会加重关节面的负担，使关节结构加速磨损、老化，引起变形性关节炎，因此适当减轻体重是必要的。

(2) 重视自查和早期诊疗。当出现膝盖反复疼痛、酸胀，下楼时腿疼，天气变化时关节不舒服等症状，尤其是存在关节病的典型症状如关节疼痛、肿胀和关节运动功能减退时，应及时到正规医院检查。早期的关节病经过对症治疗、保护和锻炼，是能够缓解症状、改善功能、延缓病程及矫正畸形的。

(3) 有髋关节受累的患者建议使用手杖或拐杖来减轻受累关节的负荷。为了避免关节的屈曲挛缩，建议患者每日俯卧 2 ~ 3 次，坐高椅子而不坐低凳或者沙发。膝关节受累的患者应该避免跑步和球类等剧烈的体育运动。

(4) 有的患者为了减轻疼痛喜欢在膝关节下垫枕头，最好不要这样做，以免导致关节畸形。有颈椎骨关节炎的患者，要避免长期伏案后转头或者转颈。有腰椎受累的患者建议睡硬板床。有足部第一趾关节骨关节炎的患者可穿硬底鞋等防止足趾背屈而缓解症状。

(5) 及早服用胶原蛋白很有必要。进入中老年，骨关节中的胶原蛋白成分大量流失，骨与骨之间的磨损加剧，极易引起关节疼痛。补充胶原蛋白能减轻或避免骨与骨之间的摩擦，有效修复关节软骨，从而预防关节疼痛和骨关节炎的发生。

06　骨关节炎的物理治疗方法有哪些

骨关节炎的治疗方法包括手术治疗、药物治疗和物理治疗，其中物理治疗因不良反应少、无痛、疗程短和花费低等特点，在临床上的应用逐渐增多。目前常用于骨关节炎的物理治疗方法包括运动治疗、超声波治疗、体外冲击波治疗、电疗、脉冲电磁场和全身振动治疗等。其中运动治疗是一种安全的非药物治疗手段，其种类繁多，包括低强度有氧训练、股四头肌等长收缩训练、直腿抬高训练、抗阻肌力训练、等速运动训练、关节活动度训练、本体感觉和平衡训练等。超声波治疗是一种具有良好方向性和穿透性的高频率压力波治疗方法，目前广泛应用于神经、肌肉、骨骼疾病及创伤治疗。而体外冲击波治疗、电疗、脉冲电磁场和全身振动治疗作为一类非侵入性的肌肉骨骼疾病治疗方法，能有效缓解关节疼痛，改善关节僵硬和关节功能。

07　人工关节置换术后居家的注意事项有哪些

患者行人工关节置换术后首先要避免伤口和关节感染，以免发生术后感染；其次一定要加强肢体肌肉力量的锻炼和关节屈伸功能的锻炼，以恢复肢体正常屈伸和负重活动；最后一定要避免使骨关节部位过度受力的活动，如果说体重过大，一定要适当地减轻体重，以避免置换的人工关节过度受力，从而导致关节部位过度磨损，影响人工关节的寿命和引发人工关节松动。

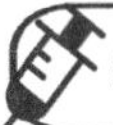08 骨关节炎患者能否进行户外运动

骨关节炎患者是否能进行户外运动要依据病情轻重来决定。骨关节炎急性发作期的患者不宜进行过多运动，以免造成疼痛加重，待病情好转，可综合个人实际情况进行步行、抬腿、游泳等运动。步行运动幅度较小，不会对骨关节造成损伤，有助于疾病恢复，但走路时腿要尽量轻放，以免用力过大加重损伤，影响病情恢复。抬腿运动有助于疾病恢复，患者长期进行此项运动可达到缓解病症的效果。其主要做法：坐在椅子上，将一条腿抬起，然后让脚朝下绷着或者勾脚，保持几秒钟慢慢放下，之后再换另一条腿，重复刚才的动作，这样反复进行也能达到运动锻炼的效果，起到辅助治疗的作用。游泳有助于减轻关节压力，缓解疼痛。但无论进行何种运动，患者均应注意适当，不能剧烈运动，也不能长时间运动，以免关节耐受力下降，出现二次损伤。如果在运动过程中关节疼痛加重，要立即停止，以免影响病情恢复。

09 骨关节炎患者可以晒太阳吗

为有效预防骨关节炎，人们平时需要适当晒太阳。很多人认为晒太阳会晒伤皮肤，其实，合理晒太阳对健康是有好处的。首先，阳光中的红外线具有热效应，可以促进身体局部的血液循环，减轻关节部位的炎症反应，起到缓解疼痛的作用。紫外

线还具有很强的杀菌能力。

10 骨关节炎患者适合什么时间晒太阳

骨关节炎患者适合晒太阳的时间是上午 8—10 点和下午 4—5 点。因为一天之中，上午 8—10 点的太阳红外线比较强，紫外线偏弱，室温逐渐升高，比较温和，适合晒足部。下午 4—5 点太阳开始落山，阳光紫外线中的 α 光束较强，是储备维生素 D 的最佳时间，此时多晒太阳有助于肠道内钙、磷的吸收。

11 骨关节炎患者看病挂什么科室

骨关节炎患者看应该挂骨科，骨科是骨关节炎的常见治疗科室。类风湿性关节炎和强直性脊柱炎应该挂风湿免疫科。由创伤或传染病引起的关节炎，应该挂关节外科。这 3 个科室是治疗关节炎的科室，应该根据不同的原因加以区分。

12 骨关节炎的日常按摩方法有哪些

（1）点揉痛点。如果膝周有压痛点，用拇指、食指在压痛点按揉。每个痛点均由轻至重，再从重至轻点揉约 1 分钟。此法可促进痛点炎症吸收，松解粘连。

（2）点按穴位。以血海、梁丘（下肢绷紧，膝关节上侧肌肉最高处，内为血海、外为梁丘）、阴陵泉（小腿内侧，膝下高骨后侧凹陷处）、阳陵泉（膝盖斜下方，小腿外侧高骨梢前凹陷处）、足三里（外膝眼下四横指）等穴位为主，每穴1分钟，以微微酸胀为宜。

13　骨关节炎患者如何居家护理

（1）居室宜干燥、阳光充足；不宜在寒冷季节或阴雨潮湿天气外出活动；注意体温、出汗等，出汗多时应避风，勤换内衣；注意防风寒、防潮湿，出汗时切忌当风，被褥常洗常晒，保持干燥清洁。

（2）膝骨关节炎病程长、恢复慢，患者要做好心理调节，学会释放压力保持良好的心情，用积极乐观的人生态度面对疾病。

（3）恶寒发热，关节红肿疼痛、屈伸不利者，宜卧床休息，待病情稳定后可适当下床活动。恢复期下床活动时可拄双拐，以减轻关节负重。不要长时间处于一种姿势，更不要盲目地做反复屈伸膝关节、揉按髌骨、抖晃膝关节等运动。

（4）劳逸结合。骨关节炎患者一定要注意适当休息，要保证充足的睡眠时间，避免过于劳累。应调整劳动强度或更换导致症状加重的工种，消除或避免不利因素（如剧烈运动）。

（5）可根据自己的兴趣爱好及身体状况选择合适的锻炼项目，并循序渐进，持之以恒；锻炼强度以锻炼后不引起关节疼痛加重为度；锻炼前可先热敷关节，并做充分的准备活动。

（6）对生活不能自理的卧床患者，要经常帮助其活动肢体，适时更换卧位，受压部位用软垫保护，防止发生压力性损伤。做好安全防护措施，防止跌倒及其他意外事件发生。

（7）注意天气变化对病情的影响。长时间受凉和巨大的温差对骨关节炎的预后影响很大，除易引起病情反复外，更不利于疾病的康复。因此，在天气冷暖交替之际及低温天气要注意保暖。可以使用热水袋或热毛巾等敷患处，同时降低运动量，让关节休息。如果疼痛持续无法缓解要及时到医院就诊。

（8）正确使用药物：不宜滥用镇痛药，有高血压、肝或肾功能受损患者应谨慎用药。严格遵医嘱用药，定期复查，以防发生不良反应。

参考文献

菲尔斯坦，2011. 凯利风湿病学:第8版[M]. 栗占国，唐福林，译. 北京：北京大学医学出版社.

韩立平，2018. 老年膝关节骨性关节炎的诊断与治疗[M]. 汕头：汕头大学出版社.

拉斯·阿伦特-尼尔森，瑟奇·佩罗特，2020. 关节疼痛[M].李艳华，沈嵛津，邵恒，译.上海：世界图书出版公司.

刘军，潘建科，2021. 膝关节的自我认识与常见疾病健康管理一本通：图解版[M]. 北京：中国中医药出版社.

马建兵，2021. 拒绝骨关节炎[M].西安：陕西科学技术出版社.

宓轶群，翁伟民，2020. 远离骨关节炎，健康活过100岁[M]. 上海：上海科学技术出版社.

孙建萍，张先庚，2018. 老年护理学:第4版[M].北京：人民卫生出版社.

约阿希姆·默尔克，托马斯·霍尔斯特曼，2021. 活力膝关节——骨关节炎及膝关节置换、损伤与手术后的120个练习:第6版[M]. 林剑浩，李志坤，译. 北京：北京大学医学出版社.

查正刚，张还添，2021. 膝骨关节炎疼痛及治疗100问[M]. 广州：广东科技出版社.

詹红生，冷向阳，谭明生，2021. 中医骨伤科学:第2版[M]. 北京：人民卫生出版社.